建设宜居宜业和美乡村
推进农业农村现代化

付彦芬◎主编

乡村健康
卫生知识
百问
百答

农村读物出版社
中国农业出版社
北京

图书在版编目（CIP）数据

乡村健康卫生知识百问百答 ／ 付彦芬主编． —北京：
农村读物出版社，2023.1（2025.3重印）
（建设宜居宜业和美乡村　推进农业农村现代化）
ISBN 978-7-5048-5841-2

Ⅰ．①乡… Ⅱ．①付… Ⅲ．①农村卫生－健康教育－
问题解答　Ⅳ．①R127-44

中国国家版本馆CIP数据核字（2023）第050754号

中国农业出版社出版
地址：北京市朝阳区麦子店街18号楼
邮编：100125
策划编辑：刁乾超
责任编辑：刁乾超　　文字编辑：孙蕴琪
版式设计：李向向　　责任校对：吴丽婷　　责任印制：王　宏
印刷：北京缤索印刷有限公司
版次：2023年1月第1版
印次：2025年3月北京第9次印刷
发行：新华书店北京发行所
开本：880mm×1230mm　1/32
印张：4
字数：100千字
定价：35.00元

编　委　会

主　　编：付彦芬

参编人员：樊福成　姚　伟　李熙瑞

　　　　　　陈俊霖　王　珊　陈国良

　　　　　　付小桐　黎　煜　严　丹

付彦芬

中国疾病预防控制中心农村改水技术指导中心研究员

硕士研究生导师

全国爱国卫生运动委员会爱国卫生专家委员会委员

住房和城乡建设部全国村镇污水治理专家委员会委员

农业农村部厕所建设与管护标准化技术委员会委员

中国城市环境卫生协会专家组成员

负责组织和参与实施了多个国际、国内农村改厕及环境卫生项目

主编和主要参编了《农村改厕实用技术》《农村厕所革命政策与知识问答》《中国农村学校无害化卫生厕所技术指南》《农村饮水卫生手册》等图书，主要参与了全国爱卫办颁布的《农村户厕建设规范》、卫生健康委与农业农村部联合颁布的《农村户厕建设技术要求》的编写，并组织参与编写和制订了多个国家有关农村"厕所革命"的技术文件和规范。是第一批入选国家健康科普专家库的成员。

习近平总书记在党的二十大报告中提出全面推进乡村振兴，强调"统筹乡村基础设施和公共服务布局，建设宜居宜业和美乡村"。经过持续多年的建设，供水、厕所、垃圾处理、污水处理、村容村貌等农村生活条件已有很大改善，人居环境质量得到显著提升。但卫生问题仍是城乡差别最大之处，也是乡村治理的短板之一，既包括农村基础卫生设施建设的薄弱，也包括农民卫生知识和技能的欠缺。

农村改水技术指导中心是中国疾病预防控制中心领导的农村改水、改厕专业技术指导机构，主要职责是开展农村饮用水卫生、农村环境健康、农村厕所革命方面的研究，并开展相关健康教育和健康促进工作，为国家提供相关的技术支撑和咨询建议。受中国农业出版社委托，针对乡村环境卫生以及相关的卫生健康问题，农村改水技术指导中心组织相关专家编写了《乡村健康卫生知识百问百答》。内容分为5章，分别是乡村饮用水卫生、厕所革命、垃圾与污水、病媒生物控制、农村劳动卫生。本书采用一问一答的科普形式，向广大乡村基层干部、农村科技人员、农民群众提供农村卫生健康的实用知识，分析和解决日常生活中遇到的健康卫生问题。希望本书对提高广大农民朋友的卫生健康素养有所帮助。

由于编者水平有限，书中存在错误在所难免，希望广大读者批评指正。

编　者

2022年12月

CONTENTS

─ 目 录 ─

前言

第四章　病媒生物控制

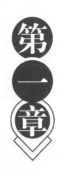

第一章

乡村饮用水卫生

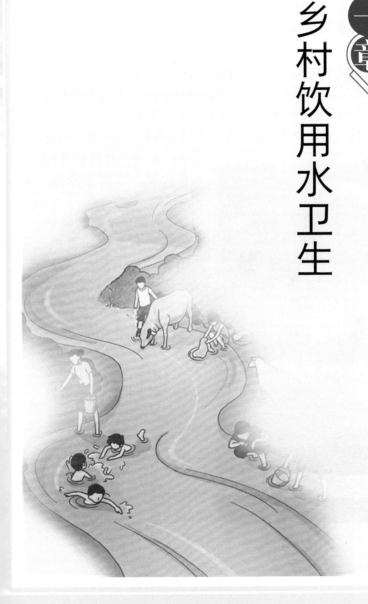

乡村常见的水源有哪些？

乡村常见水源有地表水和地下水，也有同时利用地表水和地下水的情况。地下水主要包括井水、泉水、截潜流、渗渠水等；地表水主要包括水库水、河流、湖泊、塘坝水、溪沟水等。

地下水特点：悬浮杂质少，有机物和细菌少，水处理相对容易；不易受外界环境影响和污染，水温稳定；硬度高。

地表水特点：悬浮杂质多，有机物和细菌多，水处理相对复杂；易受外界环境影响和污染，水温不稳定；硬度低。

从云中降落到地面上的液态水或固态水，如雨、雪、雹等，总称为降水，可用水窖等收集起来利用，或补给地表水、地下水。

一般情况下，北方地区的水源以地下水为主，南方地区的水源以地表水为主。

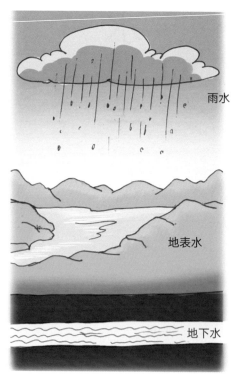

雨水

地表水

地下水

乡村有哪几种供水形式？

主要有集中式供水和分散式供水两种形式。

集中式供水又叫自来水，是从水源集中取水，经过统一处理后，由输配水管网送到用户家中或者公共取水点的供水形式，供水站为用户提供日常饮用水和在公共场所、居民社区实行的分质供水也属于集中式供水。其优点是有利于做好水源卫生防护，能有效防止水在输送过程中受到污染，可以保证水质且取水方便；缺点是水一旦受到污染，就有可能引起大范围的疾病流行或中毒，造成的危害较大。

分散式供水是分散住户直接从水源取水，未配备任何设施或仅有简易设施的供水方式，包括一家一户取水的大口井、手压泵、机井和水窖等。

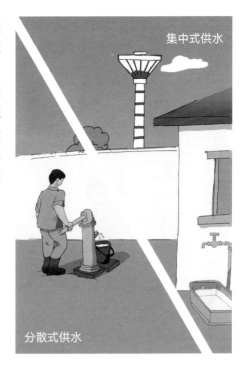

3 看起来干净的水可以直接饮用吗？

　　不能直接饮用。尤其是没有经过检验的水，可能含有对人体有害的物质（如汞、镉、铬、铅等重金属），可能受化肥、有机农药等污染，长期饮用会对身体造成伤害：超标准的砷可能导致皮肤癌；高浓度的氟可能导致氟斑牙；致病的微生物会导致腹泻等。这些有害物质不改变水的颜色，因此水看起来是正常的，但不能直接饮用。

　　出厂时检验合格的自来水，在管道输送、二次供水以及家庭储存过程中，也可能被微生物污染。农村的水处理设施相对简易，缺乏消毒设备，水在管道中留存的时间较长，被污染和滋生细菌的可能性较大，因此不建议直接饮用。

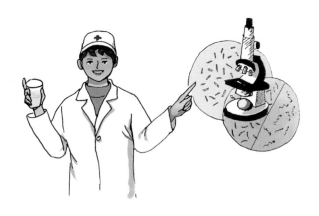

水中污染物有哪些来源？

水中污染物主要有3个来源：

(1) 生活排污。生活排污中的主要水体污染物是粪便、洗涤废水、化工合成物、农副产品废弃物，这类物质可导致水体氨氮超标严重。

(2) 农业污染。农业生产中大量使用的化肥、农药等的残留物，通过雨水渗透至地下，导致水体中的有机磷、重金属等大量超标。

(3) 工业污染。各厂矿企业使用的生产加工原料不同，产生多种化工原料单一物质或合成物质的排污污染，形成多种酸、碱、盐或酸碱盐合成物及重金属物质。

在乡村，水污染主要表现为生活污水排放造成的地表水污染和地下水污染。

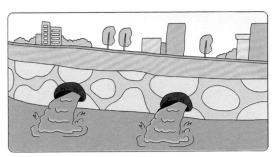

生活排污

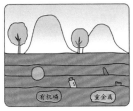

农业污染

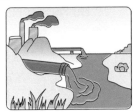

工业污染

5 饮用水引起的疾病有哪些？

世界卫生组织调查指出，人类80%的疾病与水有关。据统计，每年世界上有2500万名以上的儿童因饮用被污染的水而死亡。饮用水可致的疾病主要有3类：

（1）介水传染病。人直接饮用或接触被病原微生物（致病菌、病毒及某些寄生虫等）污染了的水后，可能感染发病，这类通过饮水传播的传染病即为介水传染病。

（2）生物地球化学性疾病。受地质地理条件的影响，由地球表面一定区域里某些化学元素过多或过少引起的疾病，即为生物地球化学性疾病，也被称为地方病。其中，对人类危害较大的有地方性氟中毒（由水中氟含量过高引起）、地方性甲状腺肿（由水中碘含量过多或过少引起）、地方性砷中毒（由水中砷含量过多引起）。

（3）化学性污染引起的急、慢性中毒。饮用水被有毒有害化学物质污染可引起人体急性或慢性中毒，如重金属污染、氰化物污染、硝酸盐污染等，均可导致人体急、慢性中毒。

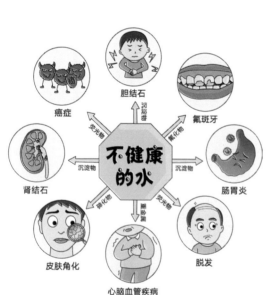

什么是水体富营养化？有哪些危害？

　　水体富营养化即在人类活动的影响下，生物所需的氮、磷等营养物质大量进入湖泊、河口、海湾等缓流水体，引起藻类及其他浮游生物迅速繁殖，水体溶解氧量下降，水质恶化，鱼类及其他生物大量死亡的现象。

　　水体出现富营养化现象时，浮游藻类大量繁殖，形成水华（淡水水体中藻类大量繁殖的一种自然现象）。因占优势的浮游藻类的颜色不同，水面可呈现蓝色、红色、棕色、乳白色等。这种现象出现在海洋中被称为赤潮或红潮。

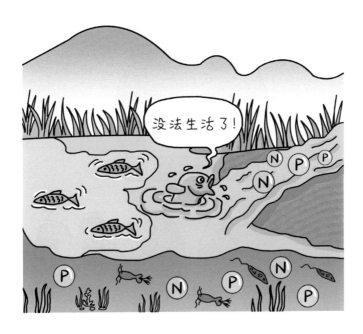

水体富营养化的主要危害：

（1）使水变得腥臭难闻。处于富营养化状态的水体会出现许多藻类（蓝藻）因过度繁殖而死亡的现象，使饮用水出现霉味和臭味，散发腥味异臭，影响水体水质和周围的空气，严重影响附近居民的生活。

（2）降低水体的透明度。富营养化水体中生长着大量水藻，形成一层"绿色浮渣"，使水质变得浑浊，透明度明显降低，水下的植物不能进行光合作用，水中的氧气会逐渐耗尽，水中的动植物死亡，导致水体因变臭、水质恶化而无法利用。

（3）向水体释放有毒物质。许多藻类能够分泌、释放有毒有害物质，不仅危害动物，还会对人体健康产生严重影响。

（4）水生动物（主要是鱼类）和植物大量死亡，导致生态环境恶化。

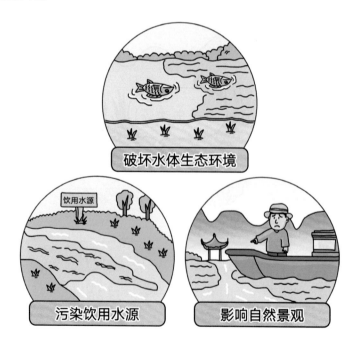

我国有生活饮用水标准吗？
有哪些指标？

自2023年4月1日起实施的《生活饮用水卫生标准》（GB 5749—2022），规定了生活饮用水水质要求、生活饮用水水源水质要求、集中式供水单位卫生要求、二次供水卫生要求、涉及饮用水卫生安全的产品卫生要求、水质检验方法。

《生活饮用水卫生标准》（GB 5749—2022）包括常规指标43项和扩展指标54项，另外还有水质参考指标55项。

（1）常规指标反映的是饮用水水质的基本状况，分为微生物指标、毒理指标、感官性状和一般化学指标、放射性指标，共有39项；此外还有消毒剂常规指标4项。微生物指标和消毒剂指标旨在保证饮用水在流行病学上的安全性，感官性状和一般化学指标旨在保证饮用水感官性状良好，毒理指标和放射性指标旨在保证饮用水不会引起人体中毒和带来潜在危害。

（2）扩展指标反映的是在一定时期或特殊情况下饮用水水质的特征，分为微生物指标、毒理指标、感官性状和一般化学指标，共有54项。

（3）参考指标55项，可根据当地水质特征进行选择性检测，主要分为农药指标和有机物指标。

常规指标中的微生物指标包括总大肠菌群、菌落总数等，毒理指标包括砷、镉、铅、氟化物等，这些指标检出率高，是必检的指标；扩展指标中的微生物指标包括贾第鞭毛虫、隐孢子虫等，毒理指标包括锑、钼、铊、四氯化碳等，只在特定情况下开展检测。

什么样的水是安全饮用水？

安全饮用水指一个人终身饮用也不会对健康产生明显危害的饮用水。参考世界卫生组织的定义，终身饮用以人均寿命70岁为基数，按每天每人2升饮水计算。

安全饮用水还应包含日常个人卫生用水，包括洗澡用水、漱口用水等。如果水中含有害物质，这些物质可能在洗澡、漱口时通过皮肤接触、呼吸吸收等方式进入人体，从而对人体健康产生影响。

安全饮用水应符合以下标准，以保证饮用安全。

（1）生活饮用水中不得含有病原微生物。

（2）生活饮用水中的化学物质不得危害人体健康。

（3）生活饮用水中的放射性物质不得危害人体健康。

（4）生活饮用水的感官性状良好。

（5）生活饮用水应经消毒处理。

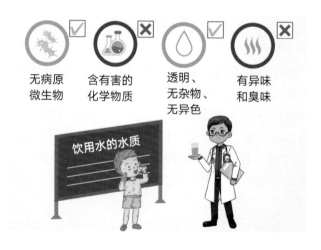

健康的好水有什么特点?

　　《生活饮用水卫生标准》是对生活饮用水水质的强制要求,符合标准的饮用水是卫生、安全的。健康水是有活性的水,可以迅速、有效地清除人体内的酸性代谢产物和各种有害物质,除了可以满足人体基本生理功能需要和维持生命,长期饮用还可改善、增进人体生理功效和增强人体健康素质,提高生命质量。目前还未出台健康水的国家标准,一些专家总结了健康水的特点,供参考:

　　(1)清洁的水,不含任何对人体健康有害的物理、化学和生物污染物。

　　(2)营养水,含有适量有益于人体健康的处于离子状态的矿物质。

　　(3)水中含有足够的溶解氧(每升约5毫克)。

　　(4)应为弱碱性(pH为7~8)。

　　(5)水分子团小,溶解性和渗透性强。

　　(6)水具有负电位,能清除自由基。

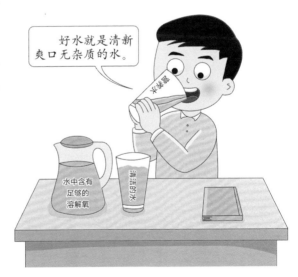

怎样做才是健康饮水？一天喝多少水合适？

正常人每天平均耗水量为2000 ～ 2500毫升，每日应补充水分2200毫升左右，包括饮食中的水分。参考"中国居民平衡膳食宝塔（2022）"的建议，在气候温和、身体活动水平较低的条件下，成年男性每天饮水1700毫升，成年女性每天饮水1500毫升。根据当地气候条件和活动量，可适当增减饮水量。

一般建议喝30℃以下的温开水，这样不会过于刺激肠胃。一次性饮水以不超过200毫升为宜，千万别感到口渴了再喝水，要少量喝、多次喝。除了规律性饮水之外，随意性饮水也很重要。

喝水应以白天活动时间平均为原则，不要在1小时内连续喝太多水，睡前少喝，早上起床时最好先喝一杯水。运动之后，甚至是打扫房间之后，都应该喝水。发烧、感冒的时候也应喝水，以补充因体温上升而流失的水分。

我们还可以根据自己尿液的颜色来判断是否需要喝水，一般来说，人的尿液为淡黄色，颜色太浅，可能是喝水过多，颜色偏深，则表示需要多补充一些水分。

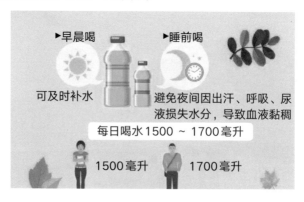

常见的饮水误区有哪些？

误区一：自来水可直接饮用。

我国自来水的水质，尤其是乡村地区，由于受供水管理水平和设施条件的限制，还未达到可直接饮用的水平。在这种情况下，将自来水煮沸是最经济、卫生的消毒方法。

误区二：桶装水方便卫生。

盛放桶装水的水桶会被反复回收再利用，时间一长，很容易出现真菌感染。不正规的厂家生产的产品，卫生状况更难以保证。

误区三："健康饮料"可放心饮用。

目前市面上销售的不少"健康饮料"含有糖、食用色素和食物添加剂，处于生长发育期的孩子应该少喝含糖饮料。

误区四：冰镇水卫生无菌。

有人认为冰镇是一种很好的消毒方法，其实，细菌在 $0 \sim 4\,℃$ 的环境中仍会滋生，因此冰镇不能保证卫生健康。从医学角度说，大量饮用冰镇水、冰镇饮料会在短时间内刺激消化道，引起腹痛、腹泻等症状。

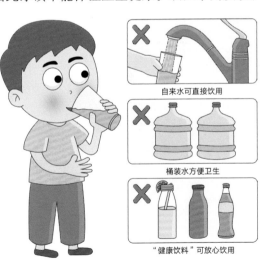

自来水可直接饮用

桶装水方便卫生

"健康饮料"可放心饮用

生活中有哪些不正确的饮水习惯？

(1) 一次性大量喝水。一般每天饮水量在1500～1700毫升即可，且应分多次少量饮水。一次性大量饮水可能会增加肾脏负担，甚至可能导致"水中毒"，因此饮水时应控制好量，防止身体健康受影响。

(2) 喝过冷或过热的水。喝冷水易刺激肠胃，喝滚烫的热水易对食管黏膜、胃部黏膜等造成损伤，这都是不利于身体健康的习惯。饮水时应控制好水温，不要总是饮用温度太低或太高的水。

(3) 用饮料代替水。饮料中含有多种添加剂及大量糖分，长期饮用易导致身体健康出现问题。想要补充足够的水分使身体保持健康状态，不宜通过饮用饮料来获取水分。

(4) 口干舌燥才喝水。等到口干舌燥时才饮水的人，身体可能已经明显缺乏水分，容易出现血液黏稠、循环代谢能力降低等情况。要重视饮水的及时性，避免身体因缺乏水分而受到伤害。

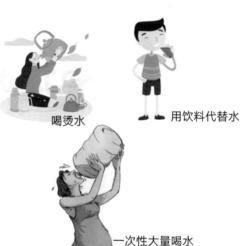

喝烫水　　　　　用饮料代替水

一次性大量喝水

怎样保障乡村供水安全?

农村饮水安全评价指标包括水量、水质、用水方便程度和供水保证率4项指标。4项指标全部达标才能评价为安全,4项指标全部基本达标或在基本达标以上才能评价为基本安全,说明饮水达标。

(1) 水量。按照丰水地区和缺水地区分类规定,丰水地区以每人每天可获取的水量不低于60升为达标,35～60升为基本达标;缺水地区以不低于40升为达标,20～40升为基本达标。

(2) 水质。集中式供水工程供应的饮用水,水质应符合《生活饮用水卫生标准》(GB 5749—2022);分散式供水工程供应的饮用水,无肉眼可见的杂质、无异色异味、长期饮用无不良反应,可评价为基本符合要求。

(3) 用水方便程度。供水入户为达标;人力取水单次往返时间不超过10分钟,或取水水平距离不超过400米、垂直距离不超过40米可评价为达标;人力取水单次往返时间不超过20分钟,或取水水平距离不超过800米、垂直距离不超过80米可评价为基本达标。牧区可适当放宽要求。

(4) 供水保证率。不论是集中式供水还是分散式供水,一年累计停水、断水和水量不满足标准规定不超过18天为达标,19～36天为基本达标。

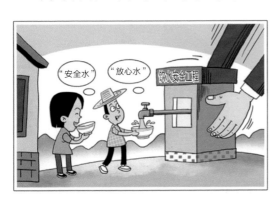

14 **自来水停水了怎么办？**

在乡村地区，自来水停水的原因包括停电、水源不足、水泵故障、输水管道损坏以及设备检修施工等。部分原因是突发事故，部分原因是可以预料的。

（1）如果接到停水通知，应用家里的水桶、水缸等储存足够的水，以便停水以后作为生活用水。如果经常停水，平时应准备一些储水用具。

（2）如果是突然停水，首先应确认是否停电、自家的水表是否欠费、邻居家是否也停水，再确认有无停水的通知或消息，以判断停水原因，采取相应措施。

（3）停水后应避免出现水阀忘记关闭的情况。水阀忘记关闭可能导致恢复正常供水后家中溢流。因此一定注意检查、及时关闭家中所有的水龙头，以免突然来水，造成损失。

（4）长时间停水后恢复供应自来水，会出现压力不稳定的情况，水龙头中会排出空气、杂质等。这其实并非水质问题，而是因为自来水在管道中停留太久，或部分老旧小区管道壁内的铁锈被冲出。可以先让自来水排放一会儿，等水压稳定、水变得清澈后再使用。

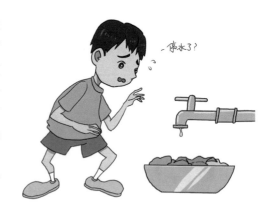

对水源的卫生防护有哪些要求？

《中华人民共和国水污染防治法》明确要求，供应饮用水的水源地都要划定保护区，并根据实际情况，将饮用水水源保护区划分为一级保护区、二级保护区和准保护区。

（1）地表水（江、河、溪）。取水点上游1000米至下游100米、水库和湖泊、取水点周围部分水域或整个水域及其沿岸为水源保护区。

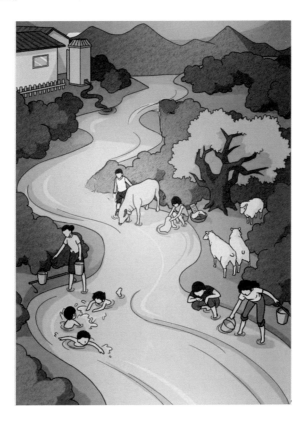

地表水源保护区内卫生要求：禁止捕捞、网箱养殖、停靠船只、游泳和从事其他可能污染水源的活动；禁止排入工业废水和生活污水，沿岸防护范围内不得设装卸垃圾、粪便和有毒有害化学物品的码头和储存仓库，不得开展可能污染该水域水质的活动，如使用工业废水或生活污水灌溉农田、施用难降解或剧毒的农药等。

（2）地下水。以地下水为集中式给水水源的卫生防护带，应根据水文地质条件、取水构筑物的形式和附近地区的卫生状况来确定。分散式给水水源的卫生防护带为水井周围30米范围。

禁止将工业废水和生活污水排入渗坑或渗井。在单井或井群的影响半径范围内，禁止使用工业废水或生活污水灌溉农田；禁止修建渗水厕所、渗水坑，不得堆放废渣和铺设污水渠道。

（3）水井周围不得存在渗水厕所、渗水坑、粪坑、垃圾堆和废渣堆等污染源。

自来水厂有哪些水处理常规工艺？

自来水厂的水处理常规工艺包括混凝、沉淀、过滤和消毒4部分。

（1）原水经过混凝工艺处理，即原水＋水处理剂→混合→反应→矾花水，从药剂与水均匀混合起，到大颗粒絮状体形成为止，整个过程称为混凝过程。

（2）经混凝工艺处理过的水通过道管流入沉淀池，混凝过程中形成的絮状体在重力作用下从水中分离，水中的颗粒沉于池底，定期排出池外。

（3）过滤一般指石英砂等有空隙的粒状滤料层通过黏附作用截留水中悬浮颗粒，可进一步除去水中细小悬浮杂质、细菌、病毒等，使水澄清。

（4）水经过滤后，通过消毒使水管末梢保有一定余氯量，以控制细菌繁殖及预防污染，保证饮用水达到饮用水微生物指标。消毒后的水通过输配水管网输送给千家万户。

目前常用的消毒方法有氯化消毒、二氧化氯消毒、紫外线消毒和臭氧消毒。

如果水厂规模较小，以深层地下水为水源，可以只进行消毒处理。

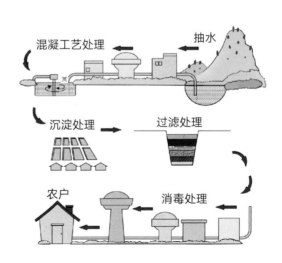

水井的卫生防护措施有哪些？

（1）选择地势高、不易积水的地点。

（2）井台周围1～3米由水泥或砖石等不透水材料铺成，略有坡度，四周设排水沟。

（3）井栏高于地面0.3～0.5米，井口加盖，最好在井上建棚或屋，以防灰尘落入，保证安全。

（4）取水桶最好是专用的，并保持桶底清洁。井口最好密封，采用机械或以电力为动力的设备取水。

（5）使用以电力为动力的设备（如潜水泵）取水，要经常检查和维护电机设备、配电线路。配电盘要防雨、放晒，出现问题及时找电工维修，防止发生安全事故。

（6）经常用漂白粉等为井水消毒。

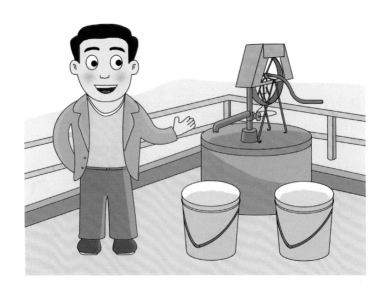

如何正确管理水窖？

　　家庭水窖主要用于西北干旱地区和西南喀斯特地貌地区。家庭水窖储存水的时间长，容易受污染，要正确管理才能保证水的质量。

　　（1）保持窖口周围卫生清洁。

　　（2）定期清理水窖集雨场，用屋檐集雨的要及时清除屋顶杂草，防止瓦片松动，用庭院集雨的要保持院落卫生清洁，防止泥土和杂物进入水窖。

　　（3）下雨前要清除集雨场地内的杂物，保持场地卫生清洁，最好在降雨10分钟后再引雨水进窖。

　　（4）水窖蓄水前要将滤池内清理干净，清除滤网上附着的杂物。

　　（5）应向水窖水定期投放含氯消毒剂（如漂白粉、漂白粉精片）等以灭菌、消毒，水浑浊时可投加少量明矾澄清。

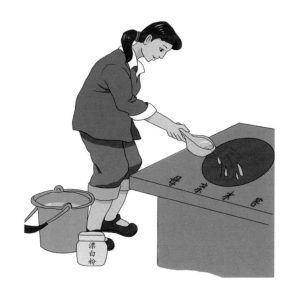

家庭饮水机如何选择和使用？

选择家庭饮水机时除了看外观、品牌、价格外，还要看滤芯。滤芯是非常重要的部件，主要起去除水中固体颗粒、提升水的洁净度的作用。常用滤芯有4种。

（1）PP滤芯。PP是高分子材料聚丙烯的网状结构，可对颗粒较大的杂质起到拦截作用，对铁锈和泥沙等细小颗粒过滤作用较差，相对来说洁净效果稍差。

（2）活性炭滤芯。活性炭的孔的表面积占整个活性炭面积90%以上，可以吸附水中的重金属、有机物、异味等，达到改善口感的目的。

（3）超滤滤芯。超滤滤芯能够截住铁锈、泥沙、细菌、病毒等，实现对水的分离净化，提供健康水源。

（4）RO滤芯。RO滤芯的过滤精度高于超滤滤芯的过滤精度，不仅能够过滤大部分杂质，还能过滤大部分盐离子，过滤后的水纯度相当高。

在选择滤芯时，根据对水质的要求，可以选择单一滤芯，也可以组合模式加入饮水机。

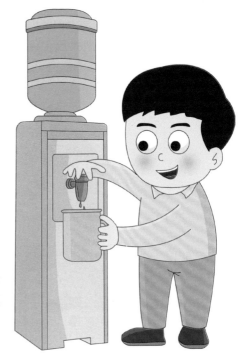

如何大致判断自来水能否正常饮用？

一般根据颜色和味道判断自来水能否正常饮用。清洁的水清亮、无异味，或有轻微的氯消毒剂的味道。

（1）水发黄。分散式供应的自来水发黄，可能是因为夏季或洪灾期间地表水中有泥沙，同时漂浮物较多。

深井水或浅井水发黄，原因一般是水中铁或锰含量较高，这种水源的池壁通常为黄红色，水有铁腥味。

集中式供应的自来水发黄，除了上述两种原因，还有可能是因为输水管道为使用时间较长的铁管，水管中的铁锈导致自来水发黄，常见于清晨。

对来自泥土含量较高的水源的自来水，可在盛水容器中加少量白矾，搅拌均匀后澄清使用；对铁含量高的自来水，可取水后放置一夜再使用，若自来水管道锈蚀，可更换管道。

（2）水发黑。黑水现象常见于集中式供水，主要原因是管道使用时间过长，老的铸铁管、镀锌管的局部锈蚀，大块锈脱落使水变黑，水压不稳时更严重。

自来水输配水管网抢修后也容易出现黑水，原因是管道老化，水冲刷导致锈脱落。

水管破裂、水压不稳时，一些生活污染物在负压作用下进入管道，也会造成黑水现象。

要想避免黑水现象的出现，需改造整个管网，维修破旧管道，不使用铁管。对用水户来说，简单的解决办法是放水半小时以上，直到黑水消失。

（3）浑浊度升高。水体中泥土、有机物、浮游生物和微生物的增加，可导致水中浑浊度升高。

浑浊度超过10度时，可明显感到水质浑浊。

（4）异味。水被生活排污、工业废水污染后可出现多种异味。水中氯化物每升超过300毫克，水有咸味；水中硫酸盐过多时有苦涩味；水中铁盐过多时有涩味。

注意：有时水龙头放出来的水呈乳白色，这是因为自来水管道中有压力，空气溶解在水中，放水时与自来水一起放出，形成微小的气泡，把水放置一会儿后，这些气泡就会自行消失。这是正常现象，不影响水的正常使用。

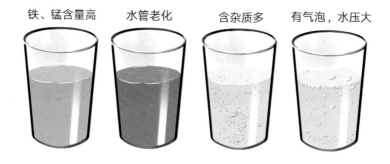

铁、锰含量高　　水管老化　　含杂质多　　有气泡，水压大

如何鉴别水中异味？

在日常生活中，可以用玻璃杯直接接水至杯容量的2/3，放至鼻下嗅：

（1）如果有轻微的氯气味，说明水经过加氯消毒，这种水一般比较安全。

（2）如果有较强烈的刺激性氯气味，说明加氯量大或有管道清洗的残留物等，需将水放置一段时间，待气味变淡后使用。

（3）如有臭鸡蛋味，说明水可能受下水道污水或粪便污染，应立即停止使用并采取措施，报告有关部门。

（4）若出现芳香臭（黄瓜臭），有可能是由植物性浮游生物（藻硅类）大量繁殖造成的，主要发生在湖泊和水库。

（5）若出现腐败臭，有可能是受下水道污水污染，主要发生在因下水道破损而有污水流入的地方，但有的高层水箱的溢水口直接同下水道相连，一旦下水道被堵塞，就有可能使污水上溯，进而污染整个水箱里的水。

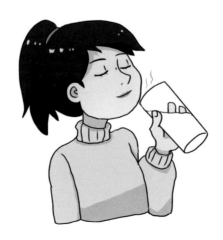

生活饮用水如何消毒？

水厂一般会对供水进行集中消毒处理。供水方式为二次供水、分散式供水。家庭储存水时间较长、怀疑水受污染时，可以采用家庭消毒的办法。

（1）煮沸消毒。煮沸消毒法是一种简便有效的消毒方式，煮沸后可直接饮用。因为水烧开后能杀死细菌、病毒，所以要常喝开水，保证饮水安全。

（2）井水消毒。可采用直接加氯法或持续加氯法消毒。直接加氯法是将漂白粉或漂白粉精溶于容器中，直接倒入井中搅拌，半小时后可取用井水；持续加氯法是把塑料瓶钻几个小孔，加入漂白粉和水调成糊状，系放到水中，使药液持续缓慢溢出进行消毒。

（3）储水器消毒。一般每50千克水加入漂白粉精片剂或泡腾片1片，30分钟后使用。要严格按使用说明操作。

（4）水窖水消毒。家用水窖可参考储水器消毒的方法；集中供水的水窖可按水库水的消毒方法处理。

（5）消毒剂消毒。在发生自然灾害、饮用水需求量大、缺燃料、不适合使用开水的情况下，用消毒剂为水消毒是常用的方法。含氯消毒剂包括漂白粉、漂白粉精片、二氧化氯等。按水的污染程度，每升水加1～3毫克有效氯，15～30分钟后即可饮用。

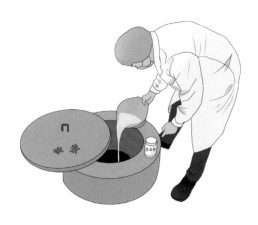

23 如何引导居民节约用水？

水是生命的源泉，保护水资源，就是保护自己的家园。在日常生活中节约用水，从身边的小事做起，从一点一滴做起。

（1）通过水龙头开关控制水流大小并及时关水，在短时间内以小水量洗手。

（2）洗菜、洗碗、洗器物时，不长时间冲漂，尽量用小水量洗涤。

（3）洗澡时尽量用淋浴，不要用泡浴。

（4）在卫生间马桶水箱中放入一个盛水塑料瓶，每次用水可节约500毫升水。

（5）冲洗蹲厕时，减少压阀时间可节约1升以上用水（楼层越低越应减少压阀时间）。

（6）可用浴盆内的洗澡废水冲马桶。

（7）漂洗衣服的废水可冲洗卫生间、拖地和冲洗拖把、冲洗楼道，也可接入塑料桶备用。

（8）洗菜水可以用来浇花、浇菜。

（9）采用分档调节出水量的节水龙头。

（10）使用节水的家用电器设备，如节水马桶、节水洗衣机、节水淋浴器等。

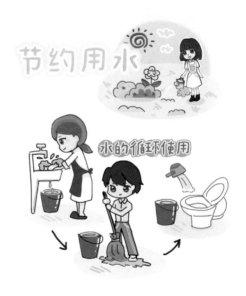

什么时候应该洗手？

洗手可以清洗掉手上病菌。养成良好的洗手习惯，是预防疾病的好方法。

（1）饭前便后要洗手。

（2）触摸动物、肥料、农药后要洗手。

（3）外出活动、劳动后回家要洗手。

（4）为小孩擦洗屁股后要洗手。

（5）在疫情防控期间，为了避免病毒经手传染，要注意洗手。

记住：每年的10月15日是全球洗手日！

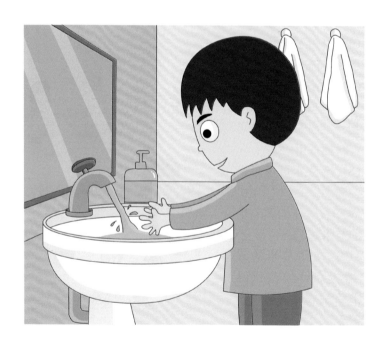

你了解洗手的标准方法吗？

标准的洗手方法为七步洗手法：用清水将双手及手腕浸湿，取适量洗手液于掌心，依次认真搓洗手掌、背侧指缝、掌侧指缝、指背、拇指、指尖、手腕和手臂，最后用流动的清水冲洗。如果没有自来水，可请别人舀水给自己冲洗，洗完手后用干净毛巾擦干或自然晾干。

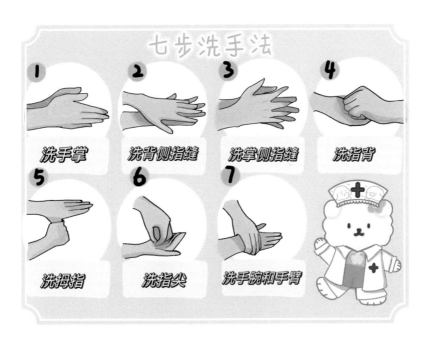

七步洗手法

1. 洗手掌
2. 洗背侧指缝
3. 洗掌侧指缝
4. 洗指背
5. 洗拇指
6. 洗指尖
7. 洗手腕和手臂

第二章
厕所革命

各地要结合地域、家庭特点选择合适的改厕模式

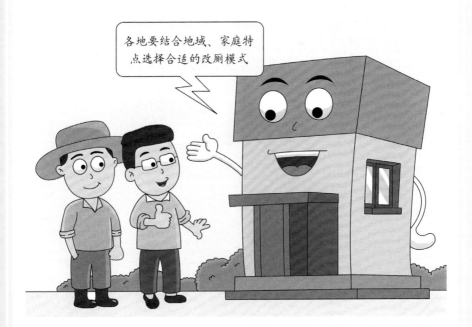

我国乡村厕所存在哪些问题？

虽然厕所革命在农村已开展多年，但由于我国幅员辽阔，地理、经济差别较大，一些地区的乡村厕所仍然存在问题。

（1）改厕发展地区不均衡，东、中、西部之间存在差距，西部有些地区卫生厕所普及率低。

（2）卫生厕所水平不平衡，主要表现在东北地区和西北地区卫生厕所的质量较低。

（3）各省份内部发展不平衡，有些偏远贫困乡村卫生厕所建设困难。

（4）改厕过程中重建轻管，只管建设，缺乏对卫生厕所的管理维护。使用不当，出现卫生厕所不卫生、存在卫生隐患等问题。

（5）重建轻教，人们没有转变对厕所的认识，开展厕所革命的积极性不高。

（6）乡村学校、乡镇卫生院、乡村集市等的公共厕所缺乏完善的管护机制。

（7）具体到户厕，仍然存在诸多问题：厕屋简陋，冬冷夏热；通风不畅，臭味重，感官差；粪便暴露，传播疾病，危害人体健康；粪污发酵不完全，肥效差；随意排放，污染环境。

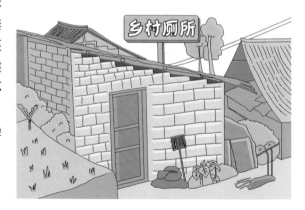

27 粪便会传播什么疾病？

粪便中含有多种致病细菌、病毒和寄生虫等，如果未经处理直接排放，会污染环境、滋生蚊蝇，导致腹泻、痢疾、伤寒、霍乱、甲肝、蛔虫病、蛲虫病、血吸虫病等肠道传染病和寄生虫病，对人体健康造成危害。粪便是多种疾病的传染源，常见的有：

（1）腹泻（拉肚子）。在儿童中最常见，尤其是6个月至2岁的儿童。腹泻会导致儿童营养不良、发育障碍甚至死亡。急性腹泻患者常常因为体内水分和盐分大量丢失而休克、死亡。

（2）甲型肝炎。由甲型肝炎病毒（HAV）引起的一种急性传染病，常见于儿童。临床上表现为急性起病，有畏寒、发热、食欲减退、恶心、疲乏、肝大及肝功能异常等症状。

（3）蛔虫病。轻者无任何症状，重者经常腹痛、食欲缺乏。可影响小儿的生长发育，并易发胆道蛔虫（胆囊炎、胆绞痛、胆结石）、肠梗阻、肠穿孔、急性阑尾炎等疾病。

（4）血吸虫病。是危害我国农民身体健康的严重寄生虫病之一。病变主要由血吸虫卵引起，多位于肝脏和结肠。临床上表现为发热、肝大与压痛，伴有腹泻，晚期可发展为肝硬化和腹水。

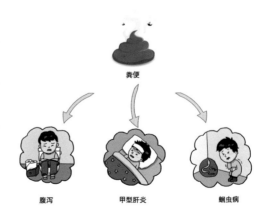

粪便

腹泻　　　甲型肝炎　　　蛔虫病

28　粪便传播疾病的途径有哪些?

粪便中的致病微生物可通过口腔或皮肤进入人体引起疾病，主要是经口感染。

（1）粪便→手→口→疾病。便后不洗手或小孩在地上玩耍后不洗手，粪便里的细菌和寄生虫卵就会污染手，经口进入人体，使人得病。

（2）粪便→苍蝇→食物→口→疾病。粪便堆积（暴露）的地方是苍蝇的滋生地，粪便会通过苍蝇污染食物和餐具，人吃了被污染的食物会得病。

（3）粪便→土壤→蔬菜/瓜果/手→口→疾病。新鲜粪便未经适当处理便直接作肥料，病菌或虫卵会经土壤污染蔬菜、瓜果或经手入口，使人得病。

（4）粪便→水→蔬菜/瓜果/手→口→疾病。粪便管理不好，流入水中，水源就会受到污染。用被污染的水洗蔬菜、瓜果会传播疾病。

（5）粪便→土壤/水→皮肤→疾病。人和动物的粪便中含有病原体（如血吸虫卵），随意排便或未经处理排放会污染周围的土壤和水，人们接触后，病原体通过皮肤进入人体引起疾病。

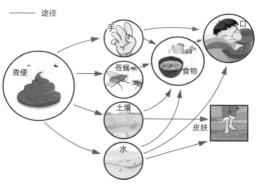

习近平总书记何时提出厕所革命？

2013年7月，习近平同志在河北正定考察，提出解决连茅圈问题。连茅圈指人的厕所和猪圈相连，上面是厕所，下面是猪圈，又称猪厕。连茅圈遍及华北、中南、华东地区，尤其盛行于华北地区。

2014年12月，习近平同志在江苏镇江考察时走进村民家，得知村里已经把旱厕改为水厕，十分高兴。他指出，解决好厕所问题在新农村建设中具有标志性意义，可以说"小厕所、大民生"。

2015年4月，习近平同志就厕所革命和文明旅游作出重要批示，要求从小处着眼，从实处着手，不断提升旅游品质。

2015年7月，习近平同志在吉林延吉考察，了解到一些村民还在使用传统的旱厕，他指出，随着农业现代化步伐加快，新农村建设也要不断推进，要来场厕所革命，让农村群众用上卫生的厕所。

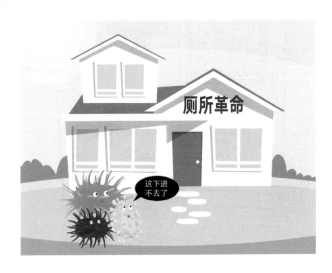

30 　为什么要在农村开展厕所革命？

　　人的一生中约有3年在厕所里度过，不过，没有厕所可上或厕所肮脏会缩短人们上厕所的时间。人的文明礼貌是从如厕文明开始养成的，厕所是人类文明的尺度。

　　小康不小康，关键看老乡。老乡要小康，厕所是一桩。城乡居民生活水平差距大，不仅体现在收入上，更体现在生活环境上，农村厕所是一大短板。厕所不卫生、不方便，成为当前农民生活质量不高的突出表现，也是不少长期生活在城市的"农二代"不愿回农村、城里人不愿去农村的重要影响因素。同时，厕所脏乱差也是农村地区蚊蝇滋生、传染病传播的重要原因。补上这块短板，解决好这件农民的"烦心事"，把乡村建设成令人向往的美好家园，对满足广大农民群众对美好生活的向往、提升农民群众的获得感和幸福感，具有重要的现实意义。

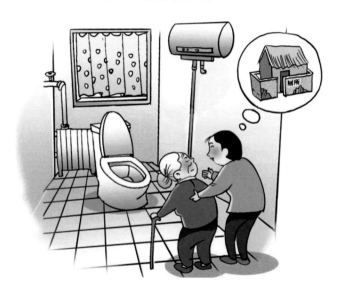

31 什么是卫生厕所？卫生厕所的基本要求是什么？

卫生厕所指具有粪便无害化处理设施、按规范使用管理的厕所。

卫生厕所要求有墙、有顶，贮粪池不渗、不漏、密闭有盖，厕所清洁、无蝇蛆、基本无臭，粪便就地处理达到无害化卫生要求，或排到下水管道进入集中污水处理系统，经处理后达到排放要求。

卫生厕所基本的要求：

（1）从厕所建设方面来说，地上无粪便暴露，眼睛看不到粪便，鼻子闻不到臭味。

（2）从维护管理方面来说，地下不渗、不漏，粪便经无害化处理，不对环境造成污染。

厕所建设不符合要求，那就不是卫生厕所；厕所建设符合要求但管理维护不规范，也不是卫生厕所。

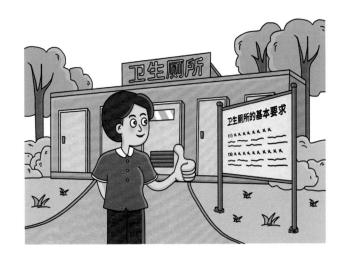

卫生厕所的类型有哪些?

卫生厕所有6种类型：三格式厕所、双瓮式厕所、沼气池式厕所、集中下水道收集式厕所、粪尿分集式厕所、双坑交替式厕所。

前4种是需要用水冲的卫生厕所，后两种不用水冲，是卫生旱厕。其中，应用最多的是三格式厕所，集中下水道收集式厕所的数量增长较快。

除了以上6种类型，近年来还出现了新的厕所类型和技术，如利用EM菌促进粪便消化的生态旱厕、农村一体化净化槽技术、利用循环水处理技术、真空负压式便器、干式燃烧型技术等。

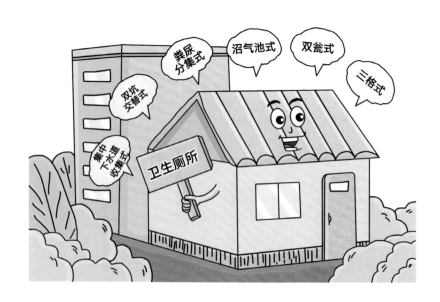

建造和使用卫生厕所有哪些效益？

农村卫生厕所的普及，产生了广泛的、持久的综合效益。

（1）社会效益。通过改厕，增强了群众卫生意识，促进了卫生习惯的养成；提高了家庭生活质量，推进了社会主义精神文明建设；有效保护隐私，特别是对妇女和女童，增强了人们的尊严感和安全感。

（2）健康效益。通过改厕，粪便得到有效管理和处理，杀灭了粪便中的致病微生物，从源头控制了肠道传染病和寄生虫病的发生；同时减少蚊蝇滋生，阻断粪便中的致病因子向生活环境、空气、水传播。

改厕是卫生防病的主要措施，尤其是对儿童，可有效降低腹泻发病率、蛔虫病感染率，降低中、重度营养不良的发生率。

（3）生态环境效益。通过改厕可控制粪便污染，减轻水源污染和土壤污染，提高土壤肥力；节水厕所或免水冲厕所可明显减少用水量及污水处理费用；以经过处理的粪便作有机肥，可增加肥效，减少化肥的用量，改善土壤土质和提升农作物质量；利用沼气池式厕所生产的沼气可减少煤炭用量，降低村民上山砍柴的频率，有利于水土保持，产生了明显的生态环境效益。

（4）经济效益。改善环境卫生对经济增长和减少贫困具有积极的影响。改厕是一项健康投资，能够保护劳动力、节省医药费支出；使用卫生厕所生产的有机肥可提高农作物的收益，同时减少购买化肥的支出；沼气池式厕所生产的沼气用于照明、用作燃料，节约了电力和燃料费用；建造和使用卫生厕所改善了旅游环境和投资环境，促进卫生洁具、建材业等的发展。

如何选择家庭厕所类型？

我国幅员辽阔，不同地区之间的自然环境与社会经济发展水平存在较大差异，不同类型的卫生厕所的特点和适用条件也不尽相同，因此各地要结合地域、家庭特点寻找合适的改厕模式。

（1）临近近郊区、人口集中的村镇，可采用集中污水处理的模式，水冲式厕所排出的粪便污水和生活污水通过污水管网输送至集中处理系统。

（2）不具备建设下水道设施条件的村庄，或有粪肥利用传统的农业区，可采用三格式厕所、双瓮式厕所，清掏的粪液可直接作有机肥；不用粪肥的农户可采用小型粪污处理设施。

（3）家庭饲养牲畜的农户，宜建造沼气池式厕所。

（4）干旱地区的村庄可建造粪尿分集式厕所、双坑交替式厕所；寒冷地区的村庄可建造深坑防冻式厕所。

（5）家里有老人、病人，要安装坐便器，最好配有扶手和应急呼救装置。

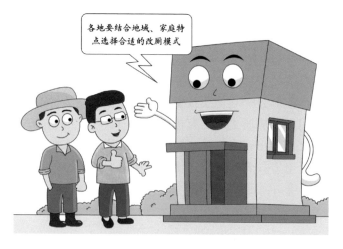

各地要结合地域、家庭特点选择合适的改厕模式

家庭建造厕所如何选址？

（1）合理布局，符合村庄建设规划，不要建在主要道路旁。

（2）厕所进庭院，有条件的可建室内卫生间。

（3）独立式厕所应根据当地常年主导风向，建在居室、厨房的下风向。

（4）厕所应尽量远离水井或水源地。

（5）尽可能利用原有房屋、墙体装修改造，降低造价，提升舒适度。

（6）可以选择先建化粪池，在化粪池之上建造厕屋，可节约用地、保温防冻。

（7）厕所清粪口应建在屋外或院外，方便清粪、清渣。

（8）厕屋不要与禽舍畜圈连通。

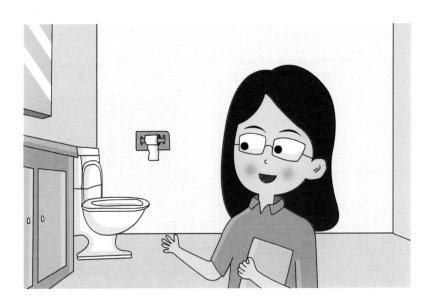

36 便器用多少水冲厕所才合适?

卫生厕所类型不同,便器不同,对冲厕的用水量要求也不同。《节水型卫生洁具》(GB/T 31436—2015) 规定:

(1) 节水型坐便器平均用水量不大于5升。

(2) 高效节水型坐便器平均用水量不大于4升。

(3) 节水型蹲便器平均用水量不大于6升。

(4) 高效节水型蹲便器平均用水量不大于5升。

这些冲水量标准主要适用于有下水道系统和污水处理设施的乡村。近年研发的负压便器、高压冲水便器、泡沫封堵便器、不用存水弯的直通式便器等节水效果更好。三格式厕所、双瓮式厕所和沼气池式厕所的容量有限,要控制冲水量。

马桶冲水量用水效表示,共分3级:一级水效的马桶耗水量3.8升,二级水效耗水量4.8升,三级水效耗水量5.8升水。

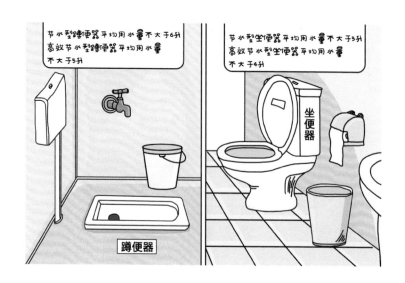

旱厕粪便可以清掏处理后作有机肥吗?

可以。

首先要保证旱厕没有粪便暴露，粪坑不渗、不漏，否则会污染环境，渗漏的粪池也存不住粪便。

在此基础上，可采用人工或机械清粪后集中进行堆肥、化粪池处理、干燥处理等，使粪便腐熟、蛔虫卵等病原体被杀灭；也可采用生物技术对粪便进行消化处理。达到无害化标准后根据情况作为底肥或追肥，实现粪便的无害化处理和资源化利用。

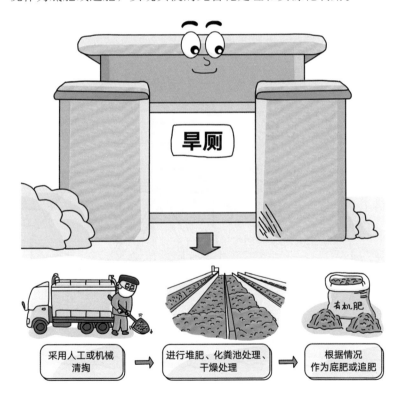

38 寒冷地区农村改厕要注意什么？

（1）应优先采用厕所入室的方式，解决如厕舒适和防冻问题。

（2）在不具备入室条件的情况下，可选择卫生旱厕，如粪尿分集式厕所、双坑交替式厕所、深坑防冻式厕所等。

（3）有用肥需求的农户，要考虑农作物的施肥周期，适当扩大化粪池容积，延长清粪周期。

（4）采用生物填料旱厕、净化槽技术厕所的，要考虑保持适宜的温度，综合考虑运行管理成本。

（5）采用三格式厕所或双瓮式厕所的，要尽量使用整体式、免组装的成型产品，并埋至冻土层以下。

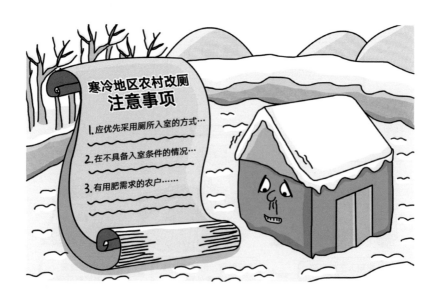

家庭厕所日常使用需要注意什么？

家庭厕所要保持良好的卫生状态，日常管理非常重要。

（1）保持厕所内环境卫生，勤打扫清理，保持便器、地面清洁。

（2）及时清理便器内的粪渍、尿垢，不将杂物丢入便器、厕坑或化粪池。

（3）保持厕所内通风良好，无臭味、无蝇蛆。

（4）保持粪池完好，及时清掏粪液、粪渣，无粪液溢流。

（5）保持粪池无渗漏，损坏后及时维修。

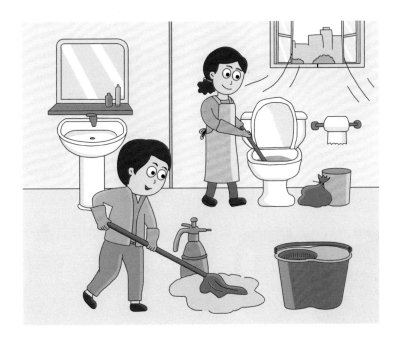

40 厕屋内常备的清理工具有哪些？

　　卫生厕所的类型不同，清理工具也有所区别。常用的清理工具包括：

　　（1）毛刷类，用于清洁便器残留粪渍。

　　（2）拖把、扫帚，用于清洁地面水迹和尘土。

　　（3）纸篓或垃圾桶。

　　（4）清洗剂与消毒剂（不能流入化粪池、沼气池等）。

　　（5）卫生用具，如卫生纸及卫生纸盒，洗手液或肥皂等。

　　（6）如果是旱厕，需要配备灰桶（覆盖料）、土筐、干布等用具。

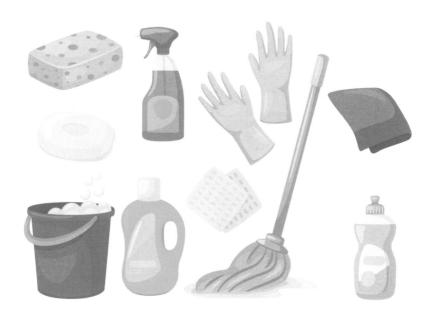

41 什么是粪便无害化处理?

粪便无害化处理就是利用物理、化学或生物方法,去除或杀灭粪便内的致病菌、病毒和寄生虫卵等病原体,能控制蚊蝇滋生、防止恶臭扩散,并实现处理产物直接资源化利用。

常见的粪便无害化处理方法包括:利用三格或双瓮化粪池、沼气池等进行厌氧发酵,高温堆肥,加入发酵菌(EM菌)快速发酵等。还可以将粪便收集到工厂,经集中处理后实现资源化利用。

粪便经无害化处理后可以作为肥料,但因含有丰富的氮、磷等营养元素,不可排入水体,否则会导致水体富营养化。

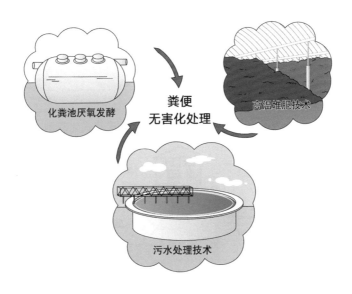

42 卫生厕所的粪污怎么处置？

厕所类型不同，产生的粪污形式不同，处理的方式也不同。

对于三格式厕所、双瓮式厕所、沼气池式厕所：

（1）粪液和沼液可作有机肥，用于庄稼、疏菜、绿化等的施肥。

（2）如果不能利用，可清运至粪污处理厂、污水处理厂或接入相关处理设施处理。

（3）选择无动力的生物+生态的处理模式处理污水，包括一体化生物处理池、氧化塘、人工湿地等。

（4）在自家建土地处理场，就地处理和消纳粪污。

对于旱厕：

（1）粪尿分集式厕所的粪渣可作有机肥源，或就近埋于地下进行土地处理，尿液可兑水后施肥。

（2）双坑交替式厕所清出的固体粪可直接用作底肥。

（3）深坑防冻式厕所清出的固体粪须经堆肥处理才能用作底肥。

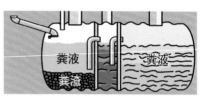

三格式化粪池

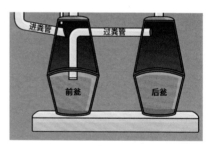

双瓮式化粪池

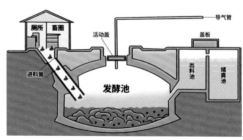

三联通沼气池

厕所、卫生间里经常出现的小飞虫是什么虫？怎么清理？

　　早上起来经常发现自家的洗手间地上、墙上趴着好多小飞虫，每天打扫干净后，第二天又会凭空出现。这些冬天也会出现的小虫是从哪里冒出来的？

　　这种小飞虫的学名叫蛾蠓，又称蛾蚋、蛾蝇，是一种有鳞毛的小型昆虫，体内有多种病菌、病毒，是一种比较常见的卫生害虫。污水池、排水沟和排水管等食物残渣和碎屑较多的地方就是它们的"大本营"，它们会在那里产卵，幼虫沿着管道口飞入室内，所以卫生间或厨房里总是出现很多蛾蠓。蛾蠓不乱飞、不叮咬人，但繁殖速度非常惊人。蛾蠓全身长满细毛，身上携带病菌，拖把、浴缸、毛巾都是它们的栖息之地，除了引起心理不适，还可以传播疾病，如痢疾、肠炎等，甚至能在人类体内寄生，引起蝇蛆病，严重的可危及生命。

　　清除蛾蠓的方法：

　　（1）喷洒化学试剂，杀虫喷雾就足以杀灭蛾蠓，使用方法简单，且短时间内效果明显。除了喷洒蛾蠓聚集的地方，还要喷洒下水道周边地区、洗脸池固定塞下方区域以及垃圾桶侧面。定期清理、喷洒治理，可以大幅减少蛾蠓数量。

　　（2）安装防臭地漏，马桶、洗菜池、洗手池等的管道应加密封装置，将蛾蠓隔绝于下水道管道中。

（3）保持厕所干净卫生是根治方法。应保持厕室地面干燥，及时清除水槽内的积水，保持室内外水沟畅通、干净；平时储水的容器空置时，倒掉容器中的积水；室内外无垃圾，不留卫生死角，保持干净卫生。

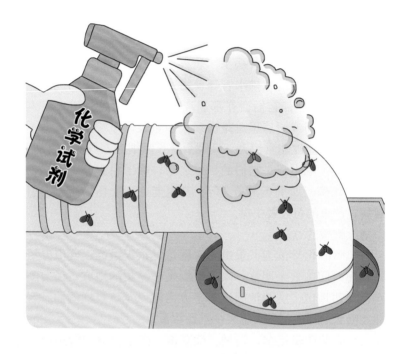

44 乡村公共厕所的建设要求有哪些？

应根据区域经济发展水平、特点和村民习惯，在人口较多的乡村、旅游乡村、有集镇的乡村、位于交通要道的乡村以及有公厕需求的乡村建设公共厕所。

（1）方便村民。一般每个行政村至少设置1处农村公厕，自然村根据需求也可设置1个。按服务人口设置时，宜为200～500人/座，公厕服务半径不宜超过500米。

（2）合理确定厕所蹲位数及男女蹲位比例。一般公厕不需设置过多蹲位，女性与男性蹲位比不低于3：2。

（3）合理选择公厕位置。公厕的位置应选在主要街巷、道口、广场、集贸市场和公共活动场所等人口较集中且方便到达的区域，还应便于维护管理、出粪和清渣。

（4）合理选用公厕类型。在供水条件较好、冬季受冰冻影响小以及防冻措施得当的条件下，可以建设水冲式厕所，并建设一定容积的三格化粪池或污水处理设备以处理污水。高寒干旱地区、供水保证率低的地区，宜选择使用方便、管理简单的卫生旱厕模式。

（5）厕所的设计应与周边环境和建筑相协调。可采用砖砌、石砌或其他地方常用的材料和结构建设，厕屋应通风良好、有防蚊蝇措施。根据需要设置残疾人便器、儿童便器等辅助设施。

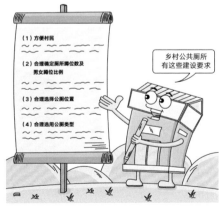

45 　**疫情防控期间公厕如何管理？**

　　疫情主要是呼吸道传染病的发生和发展，如新型冠状病毒感染、流行性感冒，也有肠道传染病的流行和暴发，如伤寒、痢疾、甲型肝炎等。对肠道传染病，主要是对厕室内可接触到的便器和物品消毒；对呼吸道传染病，还需要加强通风和空气消毒。

　　（1）保持卫生间的清洁卫生。要及时清理卫生间垃圾，使卫生间的环境清洁卫生，并注意保持卫生间地面无积水。

　　（2）清运公厕内废纸篓前，要用消毒液喷洒垃圾至完全湿润后再扎袋清运，避免交叉接触。

　　（3）在清洁下水道、化粪池周边等区域时需佩戴护目镜，并喷洒消毒液。

　　（4）定时对公厕的水龙头、扶手、门把手、烘手器、冲厕按钮等公共设施进行清洁和消毒，频次可根据人流量适当地增加或减少，所用消毒剂要由专业部门提供。

　　（5）加强公厕通风，如果自然通风不足，应采用机械通风，增加新风量。

　　（6）加强对拖把和抹布等卫生洁具的消毒。应专区专用、专物专用，避免交叉感染。使用后用含氯消毒液浸泡消毒，30分钟后用清水冲洗干净，晾干存放。

　　（7）加强对卫生间便器等设施的消毒。有明显污染物时，需先清理污染物，用含氯消毒液擦拭或喷洒消毒。

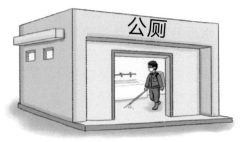

第三章

垃圾与污水

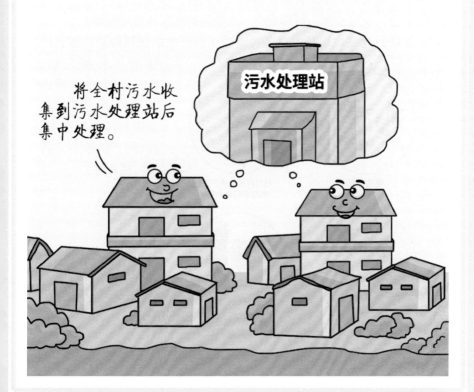

将全村污水收集到污水处理站后集中处理。

污水处理站

46 农村垃圾有哪些来源？如何分类？

　　农村垃圾主要包括生活垃圾、种植业垃圾、养殖业垃圾、农用地膜和建筑垃圾，垃圾来源最多的是生活垃圾和种植业垃圾。

　　（1）生活垃圾是日常生活中产生的垃圾，分为厨余垃圾、可回收垃圾、有害垃圾和其他垃圾。

　　（2）种植业垃圾是农村生产性垃圾之一，主要是农作物在种植、收割、交易、加工、利用和食用等过程中产生的废物，包括根、枝、叶、秆、果、花等。

　　（3）养殖业垃圾主要来自畜禽养殖业，包括在畜禽养殖过程中产生的畜禽粪便、畜禽舍垫料、废饲料、散落的羽毛等。

　　（4）农用地膜，简称农膜，主要包括地膜和农用棚膜。

　　（5）建筑垃圾是农村各种建设工程产生的建筑垃圾，如农户建房、水利工程、乡镇企业建设等施工过程中产生的残余废料，包括泥土、石子、混凝土、砖头、瓦片等。

餐饮垃圾

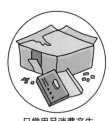

日常用品消费产生
的包装和残余物

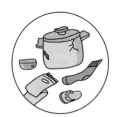

淘汰的生活
用品

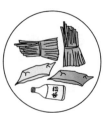

农业生产过程中
产生的废弃物

农村垃圾有哪些影响？

（1）对环境的影响。农村垃圾对水体、大气和土壤都会造成影响。

垃圾对水体的污染途径有直接污染和间接污染，前者指以水体为垃圾的存放场所，向水体直接倾倒废物；后者指在垃圾堆放的过程中，垃圾的可降解部分经过微生物分解和雨水浸淋产生的渗滤液流入水体，导致地表水和地下水被污染。

垃圾处置、堆放和填埋均会对大气造成污染，如垃圾燃烧过程中会产生一氧化碳、二氧化碳、二噁英等，垃圾堆放过程中会产生氨气、硫化氢、甲硫醇等，填埋的垃圾会产生沼气等。

垃圾对土壤的污染主要表现在各种场所长期堆放的垃圾产生渗滤液，其中含有的有毒有害物质进入土壤后不仅会改变土壤的性质和结构，还会对土壤中微生物的活动产生影响。

（2）对健康的影响。垃圾污染水体、大气、土壤后，会对人体健康产生影响。

垃圾对水体的污染包括对饮用水源的污染，水中微生物或其他有毒有害指标超过限值，导致伤寒、副伤寒、霍乱、细菌性痢疾等肠道传染病流行或其他急慢性中毒事件的发生。

垃圾对大气的污染包括垃圾所含的粉尘及其他颗粒物随风飘扬进入大气，垃圾堆放、填埋、燃烧等过程中产生的有毒有害气体排入大气，对人体造成相应的健康影响，如呼吸系统疾病、免疫系统疾病、生殖系统疾病等。

垃圾对土壤造成污染，有些有毒物质会在植物等有机体内积蓄，通过食物链进入人体而危害健康，如农药、重金属等。

（3）对经济的影响。垃圾堆放会大量侵占土地，破坏地貌和植被，减少农村可耕作土地面积，导致农业减产；垃圾改变土壤的性质和结构，影响土壤中微生物的活动，影响农作物的生长；垃圾渗滤液通过地表径流进入江河湖泊，导致鱼群死亡，渔业养殖减产。

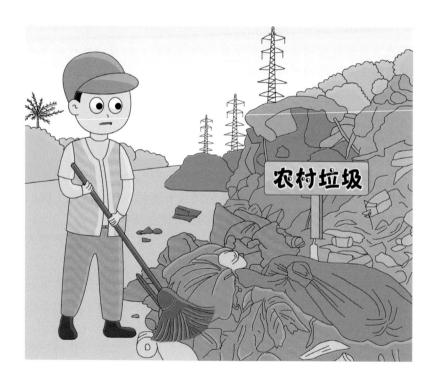

农村垃圾处理有哪些方式？

垃圾处理方式主要有4种：填埋、焚烧、堆肥、回收再利用。

（1）垃圾填埋操作简单，对垃圾成分无要求，包括卫生填埋和非卫生填埋。卫生填埋有完善的技术施工管理要求，但管理费用较高。非卫生填埋主要在偏远、分散的乡村使用，经年累月会对土壤、地下水、大气造成污染。

（2）垃圾焚烧减量化明显，无害化效果好，缺点是只能处理可燃物，也会产生很多有毒有害气体，尤其是焚烧一些塑料、橡胶类化工产品，危害人体健康。

（3）垃圾堆肥主要用于处理厨余垃圾和秸秆、杂草等有机质，根据生物发酵方法，堆肥可分为厌氧堆肥和好氧堆肥；根据发酵设备的形式，可分为封闭式堆肥和开放式堆肥。垃圾堆肥的优点是处理后的垃圾可作为农业肥料使用，缺点是处理时间长、占地面积大，寒冷地区效果差。

（4）垃圾回收再利用即将垃圾回收、分拣、打包、再利用的循环过程，要实现垃圾回收再利用，首先必须将垃圾分类收集。

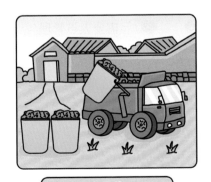

混合收集、
统一清运、集中处理

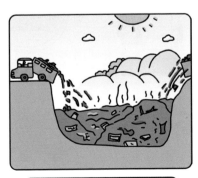

简单转移填埋、
临时堆放焚烧、随意倾倒

乡村垃圾处理有哪些模式？

（1）"户收集、村集中、镇转运、县处理"的模式。每个村建垃圾收集箱，乡（镇）建垃圾中转站，将垃圾运到县级垃圾处理场集中处理。这种处理方式适合村庄密集、交通方便的地区，缺点是需要一定的运营费用，需要人力、物力的支持。

（2）建小型焚烧炉。这种处理方式所需的运行费用较少，可以处理大量可焚烧的生活垃圾，实现垃圾的减量化、无害化，但小型焚烧炉直接燃烧排放会污染大气，且部分生活垃圾不能焚烧，在乡村容易造成垃圾堆积。

（3）建设堆肥场。堆肥处理就是将生活垃圾堆积成堆，保温储存、发酵，借助垃圾中微生物的分解能力，将有机物分解成无机养分。生活垃圾经堆肥处理后变成卫生、无味的腐殖质，可作为有机肥使用，实现就近变废为宝，缺点是需要占用较大土地面积、有臭味，还需要人员管理。

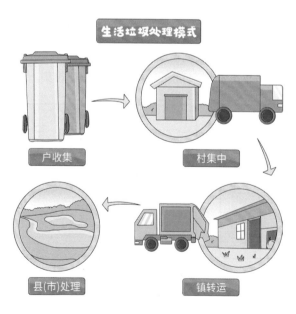

厨余垃圾包括哪些垃圾？哪些厨余垃圾需另外收集处理？

厨余垃圾也称餐厨垃圾，指居民日常生活及食品加工、饮食服务、单位供餐等活动中产生的垃圾，包括丢弃的菜叶、剩菜、剩饭、果皮、蛋壳、茶渣、骨头等。

有些垃圾虽然也属厨余垃圾，但难以分解利用，需另外收集处理。

（1）粽叶、玉米衣、甘蔗皮等，这些垃圾是会腐烂的生物质废弃物，但由于纤维较长且有韧性，用机械处理可能会因缠绕发生事故。

（2）椰子壳、榴莲壳、核桃壳等硬壳类，质地坚硬，不易腐烂分解，不利于堆肥。

（3）猪、牛、羊等的大骨头以及蛤蜊壳、鲍鱼壳等，硬度大，难分解，需另行处理。

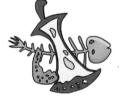

厨余垃圾

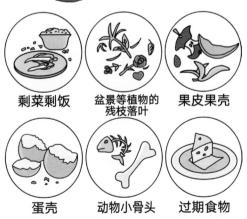

剩菜剩饭　　盆景等植物的　　果皮果壳
　　　　　　残枝落叶

蛋壳　　　动物小骨头　　过期食物

厨余垃圾如何收集、投放？

厨余垃圾收集、投放时要注意以下几点：

（1）沥干水分、去除包装物后，存放于家庭厨余垃圾收集容器内。

（2）在垃圾投放点投放时应去除垃圾袋，投放至厨余垃圾收集容器内，垃圾袋投放至其他垃圾收集容器内。

（3）纸巾、牙签属于其他垃圾，应避免混到厨余垃圾中。

（4）家庭废弃的土培绿色植物属于厨余垃圾，应土、盆、植物分离，培养土可重复利用或用于小区绿化，植物投放至厨余垃圾收集容器内，花盆投放至其他垃圾收集容器内。

（5）吃剩的快餐饭菜应沥干水分后投放至厨余垃圾收集容器内，餐盒或包装物应作为其他垃圾投放。

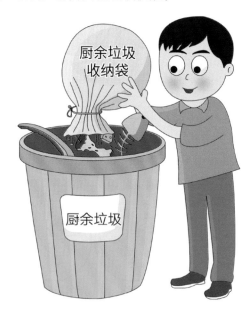

52 厨余垃圾怎么处理？

　　城市的厨余垃圾由专用厨余垃圾收集车到各投放地点回收，运送至厨余垃圾处理中心。厨余垃圾倒入集料仓后进行加热、滤水等预处理，过滤后的水要进行污水处理；物料则要进行分选和分拣，将混入的瓶子、塑料、陶瓷等大件无机杂物分拣出来，分拣出的无机杂物作为其他垃圾处理；剩余物料要进行破碎、高温、挤压、灭菌等处理，最终把厨余垃圾变成肥料或饲料等，实现资源化利用。

　　乡村的厨余垃圾，有条件的可利用城市的厨余垃圾收集处理系统处理，没有条件的可用填埋或堆肥的方式处理。

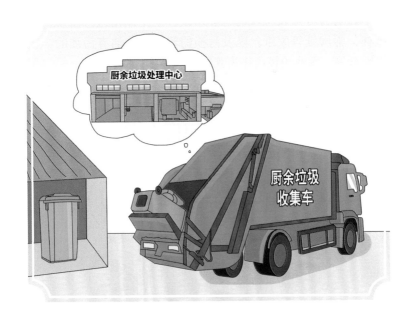

可回收垃圾包括哪些？哪些垃圾不宜列为可回收垃圾？

可回收垃圾主要包括废纸、塑料、金属、玻璃和布料织物五大类。

（1）废纸。主要包括报纸、期刊、图书、各种包装纸、办公用纸、广告纸、纸盒等。

（2）塑料。主要包括各种塑料袋、塑料包装物、一次性塑料餐盒、塑料杯子、矿泉水瓶等。

（3）玻璃。主要包括各种玻璃瓶、碎玻璃片、镜子等。

（4）金属。主要包括易拉罐、罐头盒等。

（5）布料织物。主要包括废弃衣服、桌布、毛巾、书包、鞋等。

不宜列为可回收垃圾的有餐巾纸、卫生间用纸、湿巾、一次性纸杯、厨房纸等废纸，以及污损的塑料袋、沾有污渍的一次性塑料饭盒等，这些垃圾应作为其他垃圾处理。

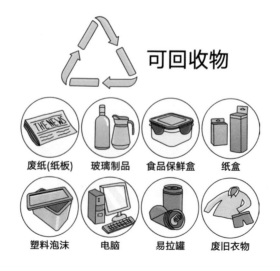

可回收物

废纸(纸板)　玻璃制品　食品保鲜盒　纸盒

塑料泡沫　电脑　易拉罐　废旧衣物

有害垃圾包括哪些物品？投放有害垃圾有哪些注意事项？

有害垃圾是对人体健康或者自然环境造成直接伤害或者存在潜在危害的生活废弃物，主要包括废电池、废荧光灯管、杀虫剂、过期药品、废水银温度计、废油漆桶、过期化妆品等。

废灯管等易破损的有害垃圾及废弃药品应该连包装投放或包裹后投放，杀虫剂等采用压力罐装的有害垃圾应排空内容物再投放。

分类投放有害垃圾时，应注意轻放，如果未发现对应的收集容器，应携带至有害垃圾投放点妥善投放，不可投放至其他垃圾收集容器内。

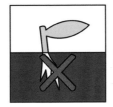

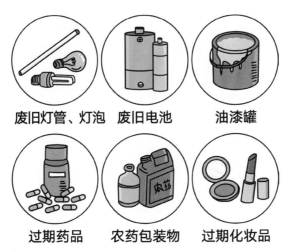

随意扔电池的危害有多大？

电池中含有大量重金属，如锌、铅、汞、镉、锰等。废旧电池如果与其他垃圾混合处理，电池中的汞、镉、铅、镍等重金属溶出后会污染地下水和土壤，破坏人类的生存环境，并通过农作物和粮食在人体内蓄积，使人体健康遭到损害。

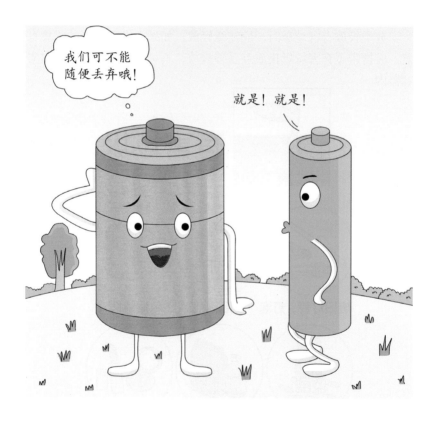

其他垃圾包括哪些物品？怎么处理？

　　其他垃圾指除厨余垃圾、可回收垃圾、有害垃圾之外的其他
生活垃圾。

　　建筑垃圾（如砖瓦、陶瓷、渣土等）属于其他垃圾，但建筑
垃圾不得随意倾倒，更不能倒入垃圾回收箱。建筑垃圾的清运需
要办理相关证件，统一运送到指定的场所处理，目前建筑垃圾的
处理方式主要有填埋和再利用。

　　其他垃圾的危害相对较小，但一般无再利用价值，多采取填
埋、焚烧、卫生分解等方法处理，填埋和焚烧会对水体、空气、
土壤造成污染，目前尚无有效处理其他垃圾的好方法，所以要从
源头控制其他垃圾的产生量。

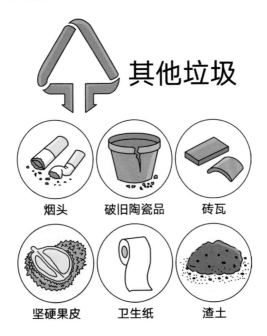

57 不同垃圾桶的颜色分别有什么含义？

生活垃圾一般分为4类，即厨余垃圾、可回收垃圾、有害垃圾、其他垃圾，对应的垃圾桶颜色分别是绿色、蓝色、红色和灰色。此外，医疗垃圾对应的垃圾桶颜色为黄色。

（1）红色。红色代表有害物质，有时用橙色表示，有害物质包括废电池、废荧光灯管、废油漆桶、过期药品、过期化妆品等不可回收且具有一定污染危害性的物质。

（2）绿色。绿色代表厨余垃圾，厨余垃圾经处理后可以作为植物的肥料使用，用土壤掩埋后可被大自然中的微生物和植物分解吸收，起到废物再利用的作用。

（3）蓝色。蓝色代表可回收垃圾，包括塑料、纸类、金属等有利用价值的物质，这些物质将被纳入废品回收系统，经资源再生处置后再利用。

（4）灰色。灰色代表其他垃圾，即除了厨余垃圾、有害物质与可回收物质以外的垃圾，这类物质一般会被焚烧、掩埋等。

（5）黄色。黄色垃圾桶为医疗废物专用垃圾桶，一般只用于医院、卫生站等医疗场所。

社区的垃圾桶一般有绿、灰、红、蓝4种颜色，这4种颜色分别代表不同的垃圾。现实生活中有些垃圾实在分不清属于哪种垃圾，可以投放至其他垃圾的收集容器内。

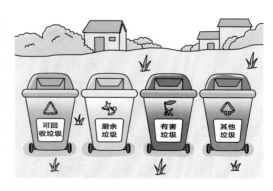

农村生产垃圾有什么危害？

　　农村生产垃圾主要包括养殖业垃圾、种植业垃圾、农用地膜和建筑垃圾，垃圾种类不同，产生的危害也不同。

　　（1）养殖业垃圾以畜禽粪便为主，粪便中含有大量未被消化吸收的有机物，同时含有氨、硫化氢等有害气体，如未及时清除或清除后未及时处理，其臭味会增加，甚至会产生新的恶臭气体，滋生苍蝇、传播疾病。

　　（2）种植业垃圾以农作物秸秆为主，秸秆垃圾量大且堆放分散，不仅侵占土地，还影响环境美观。如果采用焚烧的方式处理秸秆，会产生大量污染性气体，影响空气质量，危害人体健康。

　　（3）农用地膜的危害主要包括两方面，一是农用地膜的增塑剂溶出后深入土壤，对种子、幼苗有毒害作用，影响农作物生长；二是土壤中的残存地膜降低了土壤的渗透性能，减少土壤含水量，导致农业减产。

　　（4）建筑垃圾如不及时处理，会占用土地，影响环境美观。

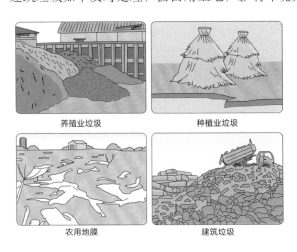

养殖业垃圾　　　　　　种植业垃圾

农用地膜　　　　　　建筑垃圾

59 农村生产垃圾的常用处理方式有哪些？

农村生产垃圾的种类不同，处理方式也不同。

（1）养殖业垃圾中畜禽粪便的处理方式以资源化利用模式为主，如粪污全量还田模式、粪便堆肥利用模式、粪水肥料利用模式、粪污能源化利用模式、粪便饲料化利用模式、粪便燃料化模式等。

（2）种植业垃圾中秸秆垃圾的处理方式主要有肥料化处理、饲料化处理、燃料化处理3种。一是作为农家肥料，包括稻田保护性耕作、秸秆机械还田、堆沤还田以及利用生物技术发酵生产生物菌肥；二是作为饲料，对秸秆进行机械压块、机械打捆，推广氨化饲料和青贮饲料喂养牲畜；三是作为农村新型能源，包括利用秸秆发酵制取沼气、生产新型燃料。

（3）农用地膜的处理方式主要有两种，一是重复使用，二是回收再生。回收再生是废旧塑料利用的最主要方法，废旧农用地膜经过分拣、清洗等处理后可以直接转化成塑料颗粒，再加工成新的塑料制品。

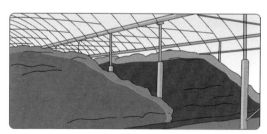

（4）随着我国经济的发展，建筑垃圾的处理方式由填埋向再生利用转变，将废砖、废瓦再生产为地砖、墙板等建材，废土、废渣可以用来填充地基等。

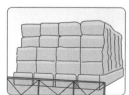
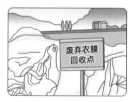

医疗垃圾有什么危害？有哪些处理方式？

　　医疗垃圾是医疗机构在医疗、预防、保健或者其他相关医疗活动中产生的接触过病人血液、肉体等的有污染性、危害性的垃圾。

　　医疗垃圾分为5类：病理性废物、感染性废物、药物性废物、化学性废物和损伤性废物。

　　医疗垃圾具有特殊性，不仅会对环境造成严重污染，还可能导致疾病传播和流行，所以对医疗垃圾的处理有严格的规定，主要处理方式有焚烧、高压灭菌、化学处理、高温分解等。

　　需要注意的是，个人就医后使用的棉球、棉签、纱布及其他各种敷料，都属于医疗垃圾，要放在黄色医疗垃圾桶内。乡（镇）卫生院、村卫生所产生的垃圾主要是医疗垃圾。

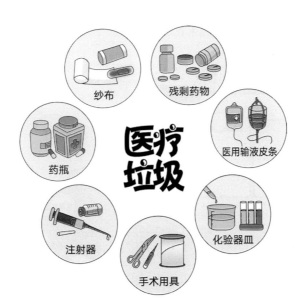

61　农村污水有哪些来源？如何分类？

农村污水可分为生活污水和生产性污水。

生活污水即居民日常生活产生的污水，包括厕所污水、厨房污水、洗浴清洁用水等。厕所污水也称黑水，污染较重，颜色深；其他生活污水统称灰水，污染物含量低，颜色浅。

生产性污水主要来自养殖业污水和工业污水。

养殖业污水主要是畜禽养殖业产生的废水，畜禽养殖业产生的主要垃圾为畜禽粪便，如果使用水冲粪法或水泡粪法处理畜禽粪便，会产生大量废水。

工业污水指工业生产中排出的废水，根据污水的主要成分，工业污水可分为有机污水、无机污水和综合污水。

生产性废水一般集中在某一区域，产生量大，需要专业的收集和处理方法，随意排放会严重危害环境和生活。生活污水点多、面广、产生量少，收集起来比较困难。

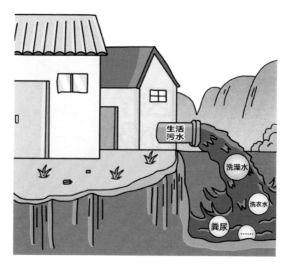

农村污水的排放特点是什么？

　　大部分农村人口分布广泛，因此农村污水浓度偏低，污水量小且分散，缺乏排水设施，污水难以收集；水量昼夜变化较大，早晚排水量大，夜间排水量小，甚至可能停止，污水排放呈间断状态。

　　农村污水大部分来自厨房用水、盥洗用水、冲厕用水。除了含有丰富的氮、磷有机物外，还含有致病菌，如大肠杆菌。

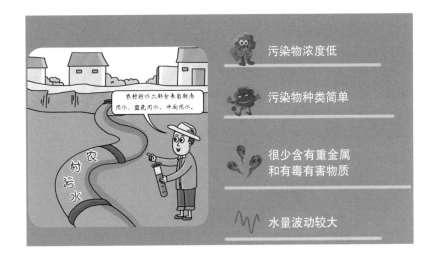

农村污水的危害有哪些？

（1）对环境的影响。污水对环境的影响主要包括病原体污染、需氧有机物污染、富营养化污染、恶臭污染、酸碱盐污染及有毒物质污染。

（2）对健康的影响。污水对健康的影响主要包括生物性污染危害和化学性污染危害。生物性污染危害主要表现为饮用水被污水中的生物性致病因子污染，居民饮用、接触后引起介水传染病暴发流行，对人体健康造成危害，如霍乱、伤寒、副伤寒、细菌性痢疾等肠道传染病及血吸虫病、寄生虫病等。化学性污染危害主要表现为水体被污染后，水体中各种有毒化学物质如汞、砷、镉、多氯联苯及农药等，通过饮水或食物链进入人体，引发急性或慢性中毒。

（3）对经济的影响。农村污水对工业生产、渔业养殖、农业种植均有影响，水质恶化会影响工业产品的产量和质量，同时腐蚀工厂的设备、管道等设施，影响正常生产；水体污染会影响水生生物的生长和繁殖，导致渔业减产及水产品质量下降；用被污染的水灌溉农田，会破坏土壤的结构，影响农作物生长发育，导致农业减产。

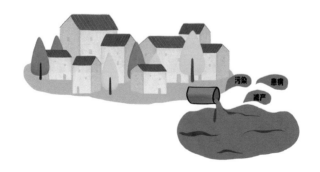

农村生活污水有哪些处理方式？

农村生活污水比较分散，规模较小且不易集中，应首选成熟可靠、适合农村特点和满足实际污水处理需要的实用技术。

污水处理按工艺原理可分为生态处理技术、生物处理技术及组合技术。其中，生态处理技术适合人口比较分散、污染负荷较低、生态环境容量大的农村地区。选择乡村污水处理技术要遵循"低投资、低能耗、简便、高效"的原则。

（1）对靠近城镇的村庄，可以将农村生活污水纳入城镇污水处理系统集中处理。

（2）对离城镇较远但居住比较集中的村庄，可建雨污分流管网和集中式污水处理配套设施，采用集中式人工湿地、氧化塘等生态处理模式。

（3）对位置偏远、规模较小的村庄，可建分散式污水处理设施或采用分散式自然湿地、人工湿地生态处理模式，因循就势处理，就地回用。

（4）对居住分散的农户，可将农村生活污水治理与改厕工作有效衔接，实现生活污水、粪污无害化处理和资源化利用。

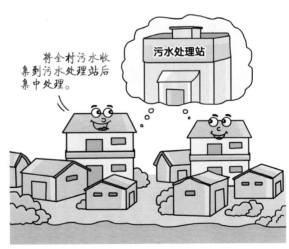

将全村污水收集到污水处理站后集中处理。

污水处理站

农村生活污水经处理后可以再利用吗?

生态环境部、住房和城乡建设部于2018年印发了《关于加快制定地方农村生活污水处理排放标准的通知》，要求各省（自治区、直辖市）政府制定地方农村生活污水处理排放标准。生活污水经处理达到相应的水质标准或要求后，可用于农田施肥、灌溉，也可作渔业用水等。

农村居民排放的生活污水主要包括人粪尿及洗涤、洗浴和厨用污水，具有污染物浓度低、污染物种类简单、重金属和有毒有害物质少、水质波动大等特点，经处理后可根据当地具体情况再利用，节约水资源。

（1）排放至受纳水体。排放至受纳水体中是污水经处理后最常用的处理方式，如下游的河道、湖泊、海边等，作为水体的补给水。但排出的经处理的水应达到国家或地方的相关排放标准，否则可能使水体被污染。

（2）灌溉田地。处理后符合《农田灌溉水质标准》（GB 5084—2021）的污水可用于灌溉田地，使其得到充分利用，使土壤与农作物免遭污染。

（3）排放水回用。处理量较大且符合相关标准的水可以回用作生活杂用水，如景观用水、园林绿化用水、浇洒道路、冲厕所等。

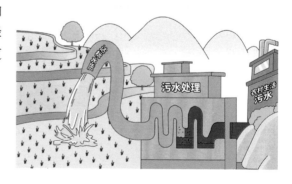

第四章
病媒生物控制

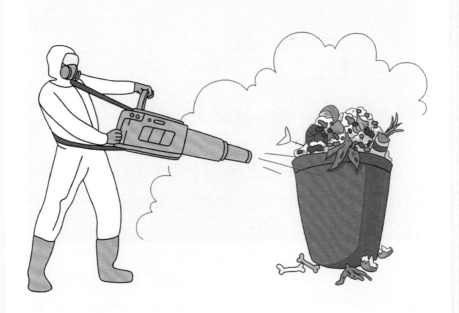

什么是病媒生物？农村常见的病媒生物有哪些？

病媒生物指能直接或间接传播疾病（一般指人类疾病），危害、威胁人类健康的生物。

病媒生物性传染病具有传播快、易流行的特点，严重威胁人的身体健康。随着全球气候变暖、城市化进程加快、旅游和贸易快速发展、生态环境不断改变，病媒生物种类、密度和分布等发生了新的变化，不仅原有的病媒生物性传染病范围扩大、发生频率和强度增加，还不断出现一些新的病媒生物性传染病。

在我国农村地区，最常见的、危害最大的病媒生物是苍蝇、蚊子、老鼠、蟑螂，被称为"四害"。

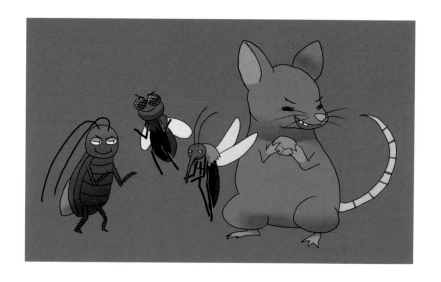

苍蝇有哪些特点？传播什么疾病？

苍蝇的生命历程是以天数计算的，卵期约1天，幼虫期3～6天，蛹期3～7天，从卵发育到成虫只需7～14天。苍蝇生命短暂，却具有惊人的繁殖力。在条件适合的自然界，1只雌蝇1年可繁殖10～12代，繁殖的总蝇数非常惊人！

苍蝇身体表面有大量的细毛，能够携带大量病原体，同时，苍蝇的消化系统也能携带大量病原体。苍蝇身体内外携带大量细菌、病毒等病原体，且有独特的进食、排泄方式，导致其接触食物就可以传播多种疾病。

苍蝇传播疾病的主要症状为腹泻，还可伴随发烧、腹痛、消瘦等。

（1）细菌性疾病。包括细菌性痢疾、伤寒、副伤寒、霍乱、细菌性食物中毒、肠结核等。

（2）病毒性疾病。包括脊髓灰质炎、病毒性肝炎等。

（3）寄生虫性疾病。包括蛔虫病、蛲虫病、囊虫病、阿米巴痢疾等，还可传播由沙眼衣原体感染引起的沙眼病等。

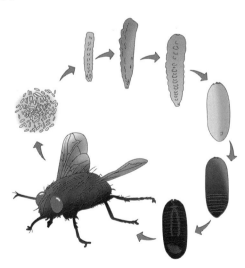

防控苍蝇的措施有哪些？

防控苍蝇的最根本措施是搞好环境卫生，消灭其滋生地。

（1）搞好家庭卫生，养成良好的卫生习惯，不要在室外乱扔垃圾和随地大小便，做好粪便处理；居住地及周围的饭店、菜市场要保持卫生，处理好生活垃圾等，可有效控制苍蝇滋生。

（2）使用纱门、纱窗或纱罩可有效防止苍蝇进入室内。为了保证卫生，食品应用纱罩遮挡，防止苍蝇叮食，同时断绝苍蝇的食物来源。

（3）使用粘蝇纸能吸引苍蝇觅食，从而使其被粘牢。

（4）在苍蝇出现较多的地方使用灭蝇灯，苍蝇接触到灭蝇灯的高压电栅栏时将被高压电电死。

（5）将杀虫剂喷洒在垃圾堆的表面和周围，以及附近的植被表面、厕所的外墙、垃圾箱（桶）的外壁等（主要目的是杀灭蝇蛆）；居室内如发现个别苍蝇，可采用杀虫气雾罐点杀。

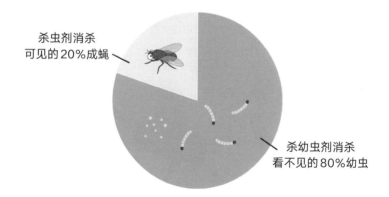

杀虫剂消杀可见的20%成蝇

杀幼虫剂消杀看不见的80%幼虫

蚊子有哪些种类？生命周期多长？

蚊子的种类约有3600种，常见的为按蚊、库蚊和伊蚊三大类。

（1）按蚊。又称疟蚊，是携带病毒最多的蚊子。翅大多有斑，身体大多呈灰色，身体停留时与停留面保持一定的角度，大多在夜间活动。

（2）库蚊。也称家蚊，翅大多无斑，体色为棕黄色，身体停留时与停留面保持平行，大多在夜间活动。

（3）伊蚊。最凶猛的蚊子，翅没有斑，身体大多呈黑色，有白斑，喜欢在白天活动。

蚊子的寿命与种类有关。有的种类以卵越冬，有的种类以幼虫越冬，有的种类以成虫越冬。1只雌蚊可以产下3000枚卵，蚊子一生经过卵、幼虫、蛹、成虫4个时期。蚊子一般喜欢把卵产在清水中，蚊子的前3个阶段都在水中度过，雌性成虫只有吸食人和动物的血才能发育，雄蚊主要吸食花蜜和植物汁液。

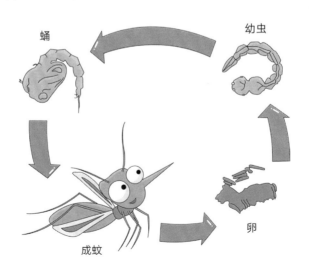

蛹　　幼虫

卵

成蚊

蚊子传播哪些疾病？

　　蚊子可携带细菌、病毒、真菌、寄生虫等病原微生物，通过刺叮吸血和接触传播多种疾病。在我国常见的是疟疾、丝虫病、流行性乙型脑炎及登革热等，还可引起细菌性痢疾、化脓性细菌感染等，另外，蚊子的唾液可引起部分患者皮肤过敏，出现皮疹等症状。

　　（1）疟疾。俗称"打摆子"，是由疟原虫感染引起的传染病，临床表现为发热、寒战、出汗等，通过蚊子叮咬传染。情况严重时可出现昏迷，不及时诊治可导致死亡。

　　（2）流行性乙型脑炎。又称日本乙型脑炎，俗称乙脑，是由乙型脑炎病毒感染所致的急性传染病，临床表现为高热、意识障碍、脑膜刺激征等。通过蚊子叮咬传染，夏、秋季儿童多发。严重者可昏迷甚至死亡。

　　（3）丝虫病。由库蚊传播，早期表现为发热、急性淋巴结炎和淋巴管炎等，后期表现为象皮肿和淋巴水肿等。

　　（4）登革热。在我国，登革热主要流行于沿海地区，患者常出现寒战、高烧，伴有剧烈头痛、眼眶痛、背痛、肌肉与关节疼痛等症状，同时可出现面部潮红、全身起疹子、恶心、呕吐等症状。

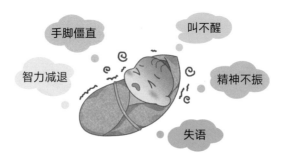

手脚僵直　　　叫不醒

智力减退　　　精神不振

失语

71 防控蚊子的措施有哪些?

蚊虫防控要采取以环境整治为主的综合防控措施。

(1) 环境整治。清除蚊虫滋生场所，填平低洼地区、消除积水、清理杂物、铲除杂草、疏通阴阳沟渠，严禁乱泼、乱倒污水。

(2) 药物灭蚊。药物灭蚊是防治蚊虫的重要方法，可杀灭各种水体中的蚊幼虫；对人居住房屋、牧畜棚、野外绿化带等地，选用高效、低毒、持效长的杀虫剂进行滞留喷洒。

(3) 加强防成蚊设施。房间尽可能装置纱门、纱窗或使用蚊帐，减少人与蚊虫的接触。

(4) 室内灭蚊应选择高效、低毒的喷雾剂、气雾剂，对准蚊虫进行空间喷洒或喷洒于栖息场所，也可采用电热蚊香灭蚊、驱蚊花露水驱蚊。

(5) 根据蚊虫的趋光性特点，将高效电子灭蚊灯或电子诱蚊灯悬挂于室外诱捕灭蚊。

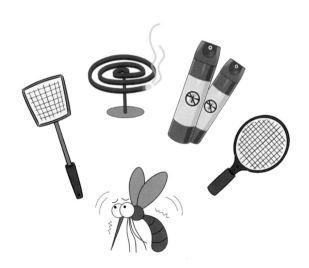

72　蟑螂有什么习性？传播哪些疾病？

　　蟑螂，泛指蜚蠊目的昆虫，多数为卵生，繁殖能力很强，有的品种1年可以繁殖10万只后代。在我国常见的室内蟑螂有10种左右，各地品种有所不同。蟑螂喜暗怕光，喜欢昼伏夜出，白天偶尔可见。一般在黄昏后爬出活动、觅食，清晨回窝。蟑螂善于爬行，会游泳，也可飞行。

　　蟑螂为杂食性昆虫，几乎什么都吃，荤素不限，尤其爱吃腐败发酵的有机物。垃圾、粪便、动物尸体、面包、糕点、馒头、衣服、书籍、皮毛、中药材、肥皂等都是蟑螂的食物。

　　蟑螂进食时，边吃、边吐、边排泄，由此污染食物，可以传播多种疾病，包括痢疾、副霍乱、肝炎、结核病、白喉、猩红热、蛔虫病等。蟑螂还分泌和排泄有异臭的物质，使人闻到后感觉恶心甚至呕吐。蟑螂传播的疾病中最常见的是细菌性痢疾和急性胃肠炎，症状一般为发热、腹痛、腹泻。

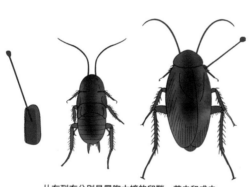

从左到右分别是黑胸大蠊的卵鞘、若虫和成虫

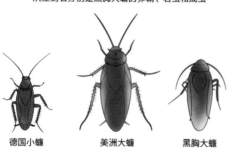

德国小蠊　　　美洲大蠊　　　黑胸大蠊

防控蟑螂的措施有哪些?

蟑螂具有强大的繁殖能力和对环境的抵抗能力,防控蟑螂的最根本方法还是搞好环境卫生。

现在常用的有效方法有投放灭蟑螂毒饵、喷洒杀虫药、涂画杀蟑螂粉笔、撒药粉、施放杀虫烟雾等,根据实际情况选择使用。除了用化学方法杀灭害虫外,还可用粘捕盒、诱捕瓶等物理方法诱杀。

(1) 治理环境是治本措施。要杀灭室内的蟑螂,首先要搞好卫生,清除蟑螂栖息地的卵鞘、蟑迹。蟑螂喜欢钻洞藏缝,可以选用油灰、水泥或硅胶等堵嵌缝隙、洞穴,让蟑螂无藏身之地。日常做好厨房卫生,不留食物残屑。

(2) 合理喷药灭蟑螂。蟑螂常钻入缝中、洞中栖息藏身,因此,使用喷雾器喷药时,一定要对准缝、洞、角落喷,并对其周围喷,切勿朝空间喷。

(3) 投放毒饵是常用的一种简便的灭蟑螂方法,即在一间房内多设一些投毒点,每个点的用药量少一些,分布面广一些,这样杀灭效果显著。可用含杀虫剂的粉笔在蟑螂栖息的缝、洞和角落周围,以及它们经常活动的地方画圈或写"井"字,使蟑螂进出活动时因沾上涂画的粉迹而被毒死。

(4) 搬家时一定要清除藏在旧家具、衣服、书籍和纸盒、木箱中的蟑螂及其卵鞘,否则,新房里很快就会出现蟑螂。蟑螂可依靠交通工具和行李、包裹、家具等实现远距离传播。

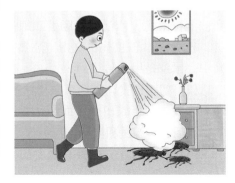

74 农村常见的鼠类有几种？有什么危害？

鼠在我国的属相中位列第一，象征精明、机灵和顽强的生命力，有较好的名声，但实际上是影响我们生活和危害健康的四害之一。

我国鼠类有170余种，与人们共同生活的主要是褐家鼠、小家鼠、黄胸鼠3种。家鼠分布极广，栖息地多样，室内外都能栖息，从仓库、厨房到办公室、宿舍，从草房到高楼大厦，都有家鼠栖居。家鼠在室外栖息于农田、菜地、荒地、灌丛和草丛中。家鼠的繁殖力很强，一年四季都能繁殖，以春、秋两季繁殖率较高。

家鼠是昼伏夜出的动物，主要是为了避开人类的干扰，多在夜间活动，活动时靠墙根或固定物边行走，食性杂，以盗食粮食作物为主，最喜吃小颗粒的粮食作物和经济作物的种子。初春啃食种子、幼苗、树皮、果蔬等，夏季在野外也食草籽和昆虫等，食谱广泛。家鼠有一对非常坚硬、锐利的门牙，喜欢咬建筑材料、衣服、书籍，以达磨牙的目的。

鼠类的危害主要有4方面：

（1）传播疾病。家鼠能携带200余种病原体，在我国传播的疾病主要有鼠疫、流行性出血热、钩端螺旋体病、地方性斑疹伤寒、土拉菌病、沙门氏菌肠炎、蜱传回归热、假结核病、森林脑炎、狂犬病、恙虫病、Q热、黑热病、血吸虫病和旋毛虫病等。其中，鼠疫是甲类传染病。

（2）糟蹋粮食，破坏草原和林木。农田鼠害可使粮食减产5%左右，我国每年农田受害面积达数亿亩。牧场鼠害主要是破坏草场，影响牧草产量和质量。

（3）破坏生产。鼠类有磨牙的习性，喜欢啃咬配电线路，破坏供电和通信设施，造成生产和安全事故；老鼠打洞的习性对建

筑物地基有严重威胁，会把地下泥土掏空，造成局部塌方，危害
人类生命财产安全。

（4）影响生活。老鼠会破坏家具、书籍等，导致失去利用价
值；夜晚活动产生的噪声对人的生活产生很大困扰。

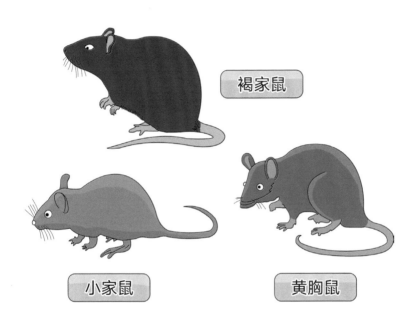

褐家鼠

小家鼠　　　　黄胸鼠

75 控制老鼠的措施有哪些？

（1）环境灭鼠方法。搞好环境卫生，清除住宅周围的杂草、随意堆放的物品，经常清扫室内外，将各种用具、杂物收拾整齐。对鼠的食物来源（包括人的食物以及饲料、垃圾、食品行业的下脚料、粪便等）加强管理。

（2）物理灭鼠方法。设置各种专用捕鼠器，如鼠夹、鼠笼等。鼠笼（夹）要放在鼠洞口，应与鼠洞有一定距离，有时用些伪装可以提高捕杀率，鼠笼上的诱饵要新鲜，应是鼠类爱吃的食物。

（3）化学灭鼠方法。投放混有灭鼠药的毒饵是应用最广、效果最好的一种灭鼠方法。要求毒饵对鼠有较好的适口性，使鼠不会拒食，毒力适当。毒饵效果好、用法简便、用量大，其次是毒水、毒粉、毒胶、毒沫等。

（4）生物灭鼠方法。一是利用天敌灭鼠，主要是家猫。二是生态学灭鼠，即通过改良环境，包括搭建防鼠建筑、断绝鼠粮、清除鼠类隐蔽处所等，控制、改造、破坏有利于鼠类生存的生活环境和条件，使鼠类不能在那些地方生存和繁衍，是综合鼠害防治中很重要的一环。

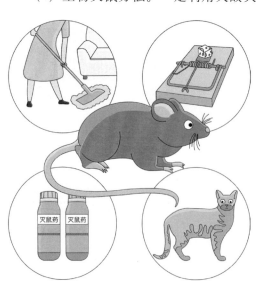

76　常用灭鼠药有哪些？使用时有哪些注意事项？

常用灭鼠药可以分为两大类，即急性灭鼠剂和慢性抗凝血灭鼠剂。

（1）急性灭鼠剂。急性灭鼠剂指作用快、鼠类一次吃够致死量毒饵就可致死的灭鼠剂。这类药的优点是作用快、粮食消耗少，但对人畜不安全，容易引起二次中毒，同时，在灭鼠过程中，鼠类死之前反应较激烈，易引起其他鼠的警觉，故灭效不及慢性鼠药。

还有一些急性灭鼠药，如氟乙酰胺、氟乙酸纳、毒鼠强等，由于毒性太强，能引起二次中毒和环境污染，现已禁止售卖和使用。

（2）慢性抗凝血灭鼠剂。慢性抗凝血灭鼠剂指一些作用慢、鼠类连续吃几天才会被毒死的药物，又称缓效灭鼠药，可分为第一代、第二代抗凝血灭鼠剂。第一代抗凝血灭鼠剂如敌鼠钠盐、杀鼠灵、杀鼠迷（立克命）、杀鼠酮、氯敌鼠等，要达到理想灭鼠效果就要连续几天投药。第二代抗凝血灭鼠剂的急性毒力相对较强，如溴敌隆、大隆、杀它仗、硫敌隆等。

购买、投放灭鼠药注意事项：要到有经营销售灭鼠药资格的企业购买灭鼠药；要了解所用灭鼠药的成分、安全解毒方法；要把灭鼠药放在小孩取不到的地方；不慎误食时立即送医院。

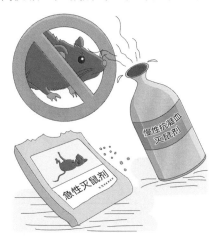

77 除四害有标准吗？

2009年，国家制定实施了《病媒生物密度监测方法 蜚蠊》（GB/T 23795—2009）、《病媒生物密度监测方法 蝇类》（GB/T 23796—2009）、《病媒生物密度监测方法 蚊虫》（GB/T 23797—2009）、《病媒生物密度监测方法 鼠类》（GB/T 23798—2009），后来又进行修订，规范了4种主要病媒生物（鼠、蚊、蝇、蟑螂）的监测方法，并制定A、B、C三级评价标准。国家卫生城镇标准规定了城镇和单位的鼠、蚊、蝇、蟑螂密度要达到国家病媒生物密度控制水平的C级标准。

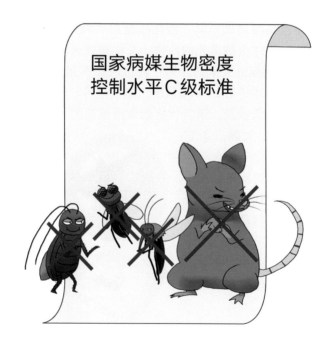

国家病媒生物密度
控制水平C级标准

蜱虫有什么危害？怎么防治？

蜱又叫扁虱、爬虫，分为软蜱和硬蜱。蜱在我国绝大部分地区有分布，每年的6—11月为蜱虫最活跃的时期。蜱蛰伏在浅山丘陵的草丛、植物上，或寄宿于牲畜等动物的皮毛间，人、牲畜、家禽、野生动物都是它的吸血对象。蜱在幼虫时期有3对足，若虫时期会增加1对足。

蜱虫携带多种病毒，可以传播多种疾病，如森林脑炎、莱姆病、蜱媒出血热等，被蜱虫叮咬后，皮肤会出现水肿性丘疹或小结节，以及红肿、水疱或瘀斑等，中央有虫咬的痕迹，伴有瘙痒或疼痛；在蜱吸血后数日出现发热、畏寒、头痛、腹痛、恶心、呕吐等症状。如发现被蜱虫叮咬要及时就诊，诊断是否患上蜱传疾病，避免错过最佳治疗时机。

被蜱虫叮咬后，注意不要对蜱虫生拉硬拽，这样容易让蜱虫将口器留在我们身体里，造成皮肤感染。最好用酒精涂抹被咬的地方，蜱虫会因为受不了酒精味而钻出来，也可以用镊子处理，但是要轻缓操作。

防治蜱虫叮咬传播疾病的措施包括：

（1）环境防治。清除灌木杂草、清理禽畜圈舍、堵洞嵌缝以防蜱类滋生；捕杀啮齿动物，草原地带可采用牧场轮换法和牧场隔离法灭蜱。

（2）药物防治。对蜱虫主要栖息的草地、树林，可喷洒生物农药，牲畜可定期药浴杀蜱。

（3）个人防护。进入有蜱地区要穿"五紧服"、长袜长靴，戴防护帽。外露部位要涂抹驱避剂，离开时应相互检查，勿将蜱带出疫区。

79 在自然灾害中应采取的防控措施有哪些?

发生自然灾害（主要是洪涝灾害）时，居住地会留下大量污水与垃圾污物，蚊、蝇大量滋生，鼠密度急剧增加，与人们接触的机会也随之增加，容易引起病媒传染病的流行。为保证灾区群众的健康，需要采用治理滋生地和控制病媒生物密度的标本兼治的方法。

（1）开展病媒生物监测。发现蚊、蝇、鼠密度变动，应及时采取控制措施。

（2）治理滋生地。清理存水、积水器具，填平污水坑、洼地，疏通死水，使之流通，重点治理厕所、粪便、垃圾等，消除蚊蝇滋生地。

（3）化学防治。对室内外环境和无法清除的水体喷洒长效杀虫剂，杀灭蚊蝇及其幼虫。可用拟除虫菊酯浸泡蚊帐，使用蚊虫驱避剂避免蚊虫叮咬，在营垒密集活动的地带投放毒饵灭蝇。

（4）保持居住地环境卫生。清理鼠洞，并采用鼠笼、鼠夹、粘鼠板、毒饵等灭鼠。

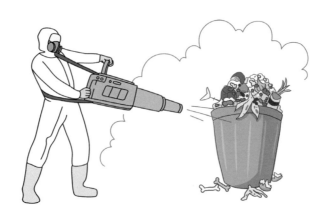

你知道爱国卫生月吗？

　　爱国卫生月是在全国爱卫会第八次委员会扩大会议上提出的，从1989年起，每年的4月设为爱国卫生月，开展以灭鼠为中心的除四害活动，向群众宣传卫生科学知识，引导群众改变不卫生的行为，树立良好的卫生习惯。

　　2022年4月是第34个爱国卫生月，主题是"文明健康 绿色环保"。

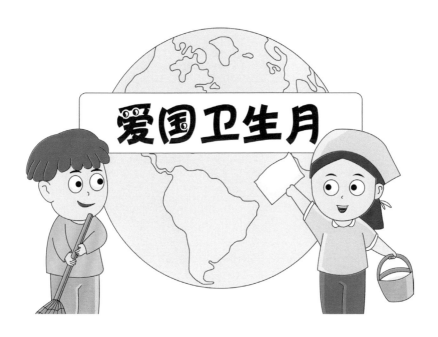

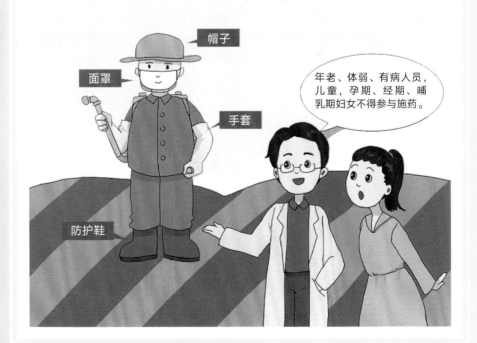

81 什么是农药中毒？

农药指用于消灭、控制危害农作物的害虫、病菌、鼠类、杂草及其他有害动植物和调节植物生长的药物。农药种类很多，按用途可分为杀虫剂、杀螨剂、杀线虫剂、杀软体动物剂、杀鼠剂、除草剂、脱叶剂和植物生长调节剂等。农药是一类特别的化学品，既能防治农林病虫害，也会对人畜产生危害，如导致人农药中毒。

农药中毒指在接触农药过程中，农药进入机体的量超过正常人的最大耐受量，使人的正常生理功能受到影响，引起机体生理失调和病理改变，表现出一系列的中毒临床症状。

农药中毒按照发生原因可以分为3类：

（1）生产中毒。生产过程中引起中毒的主要是杀虫药精制、出料和包装过程中的手套破损或衣服、口罩污染，以及生产设备密闭不严，导致农药跑、冒、滴、漏或污染手、皮肤及吸入中毒。

（2）使用中毒。施药人员喷洒农药时，药液污染皮肤或浸湿衣服，皮肤吸收及吸入空气中的农药引起中毒；配药时手被原液污染也可引起中毒。

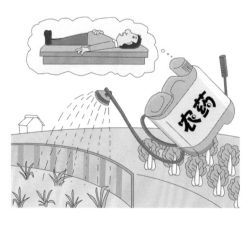

（3）生活中毒。吞服、误服、摄入农药污染的水源或食品，滥用农药治疗皮肤病或驱虫也会引起中毒。

在农业劳动中特别要注意预防的是第二类，即使用中毒，也要注意在家存储保管好农药，以防儿童误服。

农药中毒时身体有哪些表现？

农药种类不同，中毒机制不完全相同，引起的中毒症状也有所不同。其中，农药中毒的共性表现有：

（1）局部刺激症状。接触部位皮肤出现充血、水肿、皮疹、瘙痒、水泡，甚至灼伤、溃疡。

（2）神经系统表现。常见的表现有中毒性脑病、脑水肿、周围神经病引起的烦躁、意识障碍、抽搐、昏迷、肌肉震颤、感觉障碍或感觉异常等。

（3）心脏毒性表现。有时会对心肌造成直接损伤，导致心电图异常、心源性休克甚至猝死。

（4）消化系统症状。多数农药口服后可引起化学性胃肠炎，出现恶心、呕吐、腹痛、腹泻等症状，还可能有呕血、便血等表现。

除了以上共性表现，不同农药还可能产生一些独特作用表现：

（1）血液系统毒性表现。杀虫脒、除草醚等可引起高铁血红蛋白血症，甚至导致溶血；茚满二酮类及羟基香豆素类杀鼠剂可损伤体内凝血机制，引起全身出血。

（2）肝脏毒性表现。有机砷、有机磷、有机氯、氨基甲酸酯、百草枯、杀虫双等可引起肝功能异常及肝脏肿大。

（3）肺脏刺激损伤表现。五氯酚钠、氯化苦、福美锌、杀虫双、有机磷、氨基甲酸酯、百草枯等可引起化学性肺炎、肺水肿，百草枯还能引起急性肺间质纤维化。

（4）肾脏毒性表现。有机硫、有机砷、有机磷、有机氯、杀虫双、五氯苯酚等对肾小管有直接毒性，可引起肾小管急性坏死，严重者可致急性肾功能衰竭等。

（5）其他表现。有机氯类农药可因损伤神经系统而致中枢性高热；五氯酚钠、二硝基苯酚可导致机体出现高热、大汗、昏迷、惊厥。

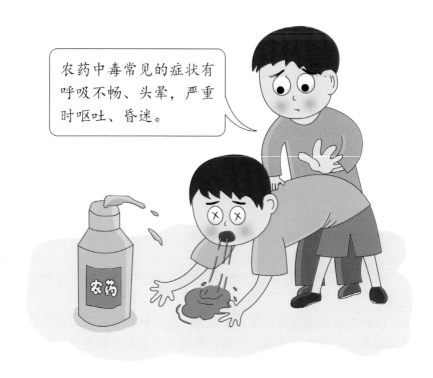

农药中毒之后怎么办？

为了尽量减轻症状及避免死亡，农药中毒后必须及早、尽快、及时采取急救措施。

首先，要去除农药污染源，防止毒物继续进入体内，具体措施有：

（1）经皮肤吸收引起中毒者，应立即脱去被污染的衣裤，迅速用温水将身体冲洗干净。

（2）若眼内溅入农药，立即用生理盐水冲洗20次以上，然后滴入2%可的松和0.25%氯霉素眼药水。

（3）经呼吸道吸入引起中毒者，应立即被移至空气新鲜的地方，解开衣领、腰带，保持呼吸道通畅。

（4）经消化道吸收引起中毒者，应根据中毒毒物种类，尽早引吐、洗胃、导泻等。

其次，要及时送医院，采取有效措施排除已吸收的农药及其代谢物，对有特效解毒剂的农药中毒，要尽早、足量、合并使用特效解毒剂进行救治。同时应对症治疗，及时缓解缺氧症状，维持水、电解质及酸碱平衡，保护好脏器，预防继发感染，加强营养等。

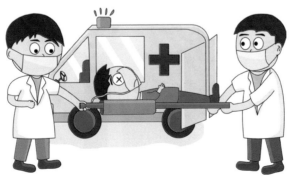

如何预防农药中毒？

　　农业生产、生活中预防农药中毒的主要措施是合理保存和合理使用农药。

　　（1）农药应有单独存放的地点，避免被儿童接触，防止误服。

　　（2）合理使用农药，严格遵守农药施药的操作规程，正确掌握配药或拌种药液的用量和浓度，防止超量使用或滥用。

　　（3）要注意保持喷洒农药的器具完好，没有破损和渗漏。喷洒农药时避免喷洒到衣服和皮肤上，尽可能戴防护面具，防止农药从呼吸道吸入。

　　（4）年老、体弱、有病人员，儿童、孕期、经期、哺乳期妇女不得参与施药。

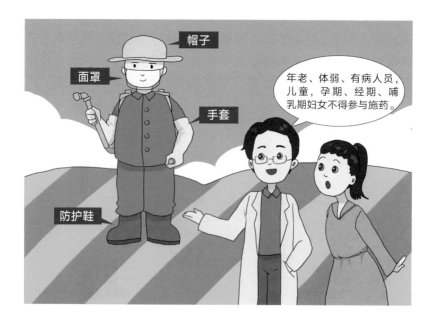

为什么农药包装废弃物不能随意丢弃?

农药包装废弃物，指农药使用后被废弃的与农药直接接触或含有农药残余物的包装物，包括瓶、罐、桶、袋等。随意丢弃农药包装物可能会出现污染环境甚至危害生命的情况。

(1) 农药包装废弃物中的残留农药可通过自然挥发、雨水冲刷渗入地下等途径造成大气污染、水质污染、土壤污染，使生态环境恶化。

(2) 农药包装废弃物在自然环境中难以降解，散落于田间地头、沟渠河道等地，造成视觉污染。

(3) 人或动物接触了农药包装废弃物，导致农药中毒，危害生命健康。

因此，为了保障公众健康，保护生态环境，不能随意丢弃农药包装废弃物。

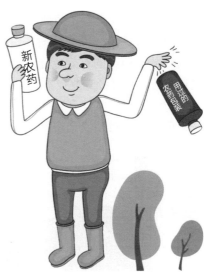

不随意丢弃农药包装废弃物也是农药使用者的法定义务。《农药包装废弃物回收处理管理办法》规定，农药使用者应当及时收集农药包装废弃物并交给农药经营者或农药包装废弃物回收站（点），不得随意丢弃。

86 过期农药如何处置？

农药有效期是药品保证防治效果的基本期限，也就是产品质量保证的期限，以有效日期或失效日期表示。一般杀虫剂有效期为2年，杀菌剂为2年或3年，通常不超过3年。农药超过有效期后，仍含有大量有毒物质，如果随意处置，会对环境造成严重的污染，甚至危害人畜的生命安全。对过期农药，通常可以采取以下处理方式：

（1）继续使用。农药是一种特殊的商品，其保质期是按照正常剂量下对植物病虫害的预期防治效果确定的。所以，即使农药过了保质期，只要适当增加使用的剂量，一样可以发挥作用，如果使用量恰当，依然可以达到农药本身的效果。

如果从外观上看，药剂没有出现分层、沉淀、结晶或者结块、包装鼓胀等现象，说明药剂还没有发生明显质变，只是经过长时间的存放，药剂的有效成分含量会有一定程度的下降。使用这类过期农药，最好经专业技术人员指导，不能随意加大药量。

（2）统一回收处理。如果不再继续使用，过期农药也不能随意丢弃，应将过期农药交零售商或经销商集中回收，再由专业人员或机构统一处理。如果随意丢弃，导致出现危害环境、伤害人或动物的情况，可能会面临法律问题。

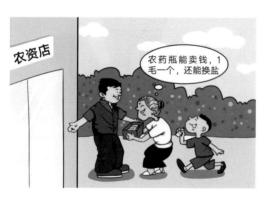

除草剂是农药吗？对健康有什么危害？

除草剂属于农药，但只是可使杂草彻底枯死或有选择性地枯死的药剂，是用于消灭或抑制植物生长的一类物质，又称除莠剂。除草剂具有高效、低毒、广谱、低用量等特点，但要严格按使用说明选用除草剂，掌握除草剂的用量和浓度，严格按照除草剂的使用方法使用，遵循除草剂的混用原则，否则不仅达不到除草的效果，还可能毁伤庄稼，甚至污染环境、危害健康。

对健康的危害主要有：

（1）急性中毒。局部接触会出现接触性皮炎和黏膜化学烧伤，如皮肤红斑、水疱、溃疡等，眼结膜、角膜灼伤形成溃疡甚至穿孔。长时间大量接触可出现全身性损害，甚至危及生命。经口误服者可使口腔、食管黏膜糜烂溃疡，出现恶心、呕吐、腹痛、腹泻等症状，严重者并发胃穿孔、胰腺炎、肝功能异常、肾损伤甚至呼吸衰竭。

（2）慢性危害。化学除草剂在人体内不断积累，短时间内虽不会使人体出现明显急性中毒症状，但可产生慢性危害，如破坏神经系统的正常功能、干扰人体内激素的平衡、影响男性生育力、引起免疫缺陷症，以及降低人体免疫力，使其他疾病的患病率及致死率上升。

（3）致癌、致畸、致突变。国际癌症研究机构根据动物实验确证，广泛使用的除草剂具有明显的致癌性。

此外，除草剂使用不当还会直接杀伤其他生物，使害虫天敌及其他有益动物死亡；植物中的除草剂可通过食物链逐级传递并不断蓄积，对人和动物构成潜在威胁；严重破坏农田生态平衡，并导致害虫抗药性增强，严重污染生态环境，使自然生态平衡遭到破坏。

88 化肥对人体健康有什么危害？

化肥是化学肥料的简称，是含有一种或几种农作物生长需要的营养元素的肥料，主要有氮肥、磷肥、钾肥、微肥、复合肥料等。一般情况下，化肥不会对人体产生直接的健康危害，主要是长期使用的慢性危害。

（1）化肥的大量施用，可造成环境污染，进而对人体健康产生危害。例如，施用氮肥可使蔬菜中的硝酸盐含量急剧上升，硝酸盐通过蔬菜进入人体后可被还原成亚硝酸盐，使正常的血红蛋白氧化成高铁血红蛋白，丧失携氧能力，导致人机体内缺氧，引起高铁血红蛋白血症。亚硝酸盐还可以与人肠胃中的含氮化合物结合成致癌的亚硝胺，引起癌变。

（2）化肥中含有铅、镉、铬和汞等重金属，长期使用化肥会在土壤中留下重金属，生产的农作物内的重金属通过食物链进入人体也会威胁人体健康，引起疾病甚至癌症。

（3）误食化肥可能会引起恶心、呕吐、腹痛、腹泻等症状。氨气对皮肤黏膜有刺激性和腐蚀性，吸入高浓度氨气会导致严重的后果，如化学性咽喉炎、化学性肺炎等，甚至会导致反射性呼吸停止、心脏停搏等。

鉴于化肥使用的副作用，国家提出了减少化肥使用的方案，在实施测土配方施肥的同时，逐步减少化肥的使用，增加有机复混肥的使用，改善土壤和农作物的质量，从而最大限度地保障人类的健康。

89 中暑的原因有哪些?

中暑是在炎热、湿度大及没有风的环境中,病人因体温调节中枢功能障碍,汗腺功能衰竭和水、电解质丧失过多而出现临床表现的疾病。

温度升高(>32℃)、湿度较大(>60%)、对高热环境不能充分适应及工作时间长、剧烈运动,又无充分防暑降温措施时极易中暑。中暑的原因通常有以下几种:

(1)环境温度过高。环境温度过高时,人体从外界获取的热量会增加。

(2)人体产热增加。长时间工作或长时间强体力劳动、患有发热疾病或甲状腺功能亢进症、应用某些药物(如苯丙胺)会使人体产热增加。

(3)散热障碍。环境湿度高、过度肥胖、年老体弱、穿透气不良的衣服或无风天气等会影响人体散热。

(4)汗腺功能障碍。人体主要通过皮肤汗腺散热,患有系统性硬化病、广泛皮肤瘢痕或先天性无汗症,使用抗胆碱能药物或滥用毒品可抑制出汗。

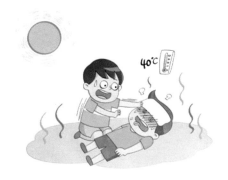

90 怎样判断自己是不是中暑了？中暑之后怎么办？

可以根据身体症状、表现判断自己是否中暑，也可以到医院检查。

在高温季节，如果出现头晕、头痛、口渴、多汗以及周身无力、疲乏、心跳加快、注意力不集中、精细动作不协调等症状，就要想到可能是中暑了，这时候体温可能是正常的或者有轻度升高。随着中暑程度加重，上述症状相应加重，体温超过38℃，面部可能呈潮红色，也可能呈苍白色，有可能大量出汗、皮肤灼热，也有可能出现四肢湿冷、血压下降、脉搏增快等虚脱的表现。严重者体温会超过41℃，多无汗，甚至会出现意识障碍。

如果出现上述症状，怀疑可能是中暑，应及时转移到凉爽、通风的环境中。离开高温环境，在阴凉、安静处休息并补充含盐的清凉饮料后，多数患者通常可以自行恢复。如果患者出现血压下降的趋势，可以静脉补给葡萄糖和盐水，体温升高的患者需要及时进行物理降温。重度中暑的患者需要立即离开高温环境，到医院及时就诊。

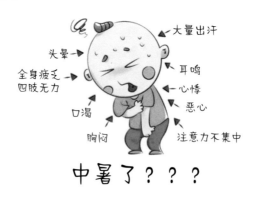

如何避免冻伤?

冻伤是低温寒冷侵袭所致的损伤,损伤程度与寒冷的强度、风速、湿度以及受冻时间、人体局部和全身状态等有直接关系,是寒冷季节从事低温作业的常见急症。

多数患者会出现局部或全身损伤,前期表现为耳廓、手、足等部位发红、发紫或肿胀,严重时可出现感染、休克等问题,未及时救治或病情严重会出现肢体坏死,甚至可导致死亡。

预防冻伤,最重要的在于保暖,平时应注意自我防护,普通人群要尽量避免长时间处于寒冷的户外,注意增加衣物保暖,多进行体育活动,增强身体素质,提高御寒能力。

避免冻伤的具体措施包括:

(1) 经常锻炼身体,特别是抗寒锻炼,适当用冷水洗脸、洗手,以提高皮肤对寒冷的适应力。

(2) 冬季注意保暖,保护好易冻部位,如手、足、耳等处,要注意戴好手套,穿厚袜、棉鞋等,鞋袜潮湿后要及时更换。

(3) 不要用碱性物质含量太高的肥皂洗脸、洗手,以免刺激皮肤。洗后可适当涂抹一些脂类润肤护肤品。

(4) 患慢性疾病者,如贫血、营养不良等,要增加营养,保证为机体供应足够的热量以增强抵抗力。

(5) 在寒冷环境中工作时要适当运动,避免长时间静止不动。

(6) 一旦冻伤,要及时脱离危险环境,积极采取复温措施,避免冻伤进一步加重。

你听说过农民肺吗？怎么预防？

农民肺是一种农村多见的外源性变应性肺泡炎，发病原因是农民在深秋或冬、春季大量接触发霉的粮食、柴草、饲料后，霉菌随粉尘吸入肺部。

患者的主要症状为发热、咳嗽、胸闷、气急等。如果长期接触霉尘，上述症状可反复发作，并呈渐进性加重，致使肺部组织纤维化，引起肺气肿、支气管扩张等。农民肺发展到晚期还可因并发肺源性心脏病而出现发绀、心慌、浮肿等心衰体征。

（1）在秋收时节，收回的粮草要晒干，防止雨淋，贮藏时要选择地势高、干燥通风的地方，尽量降低贮藏的柴草、粮食、饲料等的霉变率。

（2）改善作业条件，降低粉尘浓度。对机房进行吸尘或含湿作业，机口出料间应密闭，以防粉尘飞扬。要及时检查、修补漏气的管道、布袋，或安装旋风式集尘器、布袋滤尘器，尽量降低生产场所空气中的粉尘浓度。

（3）做好个人防护工作。进行脱粒、扬粮或粮食加工时，要站在上风处，并戴好防护口罩。

（4）喂牲口时最好把饲料、饲草喷湿后再饲喂。

（5）不要在房屋内堆放柴草，不要用野草、稻草、麦草铺床。

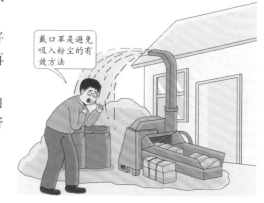
戴口罩是避免吸入粉尘的有效方法

野外劳动时发生皮炎的原因有哪些?

农业生产或野外活动时经常会发生皮炎,常见皮炎和引起皮炎的主要原因有:

(1)稻田皮炎。也叫稻农皮炎,可分为浸渍糜烂型皮炎和血吸虫尾蚴皮炎两种。

(2)钩蚴皮炎。见于钩虫病流行地区,常发生于菜地、桑园、果园等。

(3)松毛虫皮炎。皮肤接触松毛虫后受到刺激而形成的皮炎。

(4)蒲螨皮炎。由一种寄生于棉花、谷物的有害昆虫蒲团虫的幼虫体引起,在搬运棉花或谷物的外包时因直接接触虫体而发作。

(5)麦芒皮炎。受麦芒的机械刺激所致。

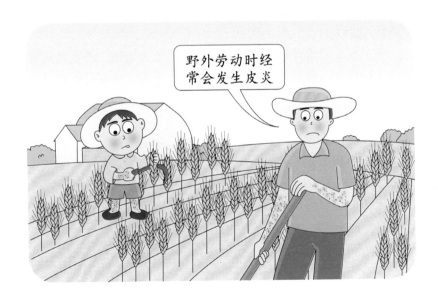

94 你了解稻田皮炎吗？发生后怎么处理？

稻田皮炎是农民在稻田劳动耕作过程中发生的一种皮肤病，多见于春、夏农忙季节。最常见的为浸渍糜烂型皮炎和血吸虫尾蚴皮炎两种。

浸渍糜烂型皮炎俗称"烂手烂脚"。夏收、夏种时发病率高，春耕、春插时发病率较低，主要发生于我国南方大面积种植水稻的地区，以参加水田劳动的农民为主要患者群。

血吸虫尾蚴皮炎是由鸭、牛、羊等家禽、家畜类血吸虫尾蚴钻入皮肤引起的一种过敏反应。血吸虫尾蚴皮炎主要在水田劳动时发生，也可在池塘、河畔捕鱼或游泳时发生。

预防浸渍糜烂型皮炎的关键是改善劳动条件、调整劳动时间，可实行干湿轮作，减少浸泡田水的时间或穿长筒靴。预防血吸虫尾蚴皮炎，首要的是消灭椎实螺（血吸虫生长过程中必需的中间宿主）及尾蚴，其次是做好个人防护，如下田时穿水田靴可防止尾蚴钻入皮肤。

稻田皮炎的治疗以消炎、止痒、抗过敏为原则。严重者应暂停下水田作业，注意保持患处局部清洁、干燥，局部可搽炉甘石洗剂或止痒酊；剧痒者可服用抗组胺药；有继发感染者，可采用磺胺类药物或抗生素治疗，中药治疗也有一定效果。

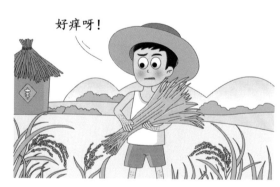

好痒呀！

在温室大棚内工作时需要注意什么？

大棚种植是一种比较常见的技术，温室大棚具有较好的保温性能，可为人们提供反季节蔬菜、瓜果，深受人们喜爱。大棚环境虽然适合作物生长，却会对人的身体产生不利影响，因此在大棚内工作时需要注意以下事项：

（1）湿度对人体的影响。大棚种植的作物需要浇水，尤其是蔬菜类，有的需要保持土壤湿润，但人经常在潮湿的环境里工作劳动易引发疾病，如类风湿关节炎等炎症。夏天在大棚内劳作时，如果空气湿度大，就会让人感觉很闷，而且会影响人体内水分的排放，很容易造成中暑等问题。

（2）药剂对人体的影响。为防治病虫害，经常需要施用农药。在大棚内喷洒农药的危害比露天大很多。大棚里空气流动性差，农药在喷洒过程中飞溅、飘浮，分散在空气中，不易随风飘散，因而在大棚内劳动时更易吸入有害的气体成分。

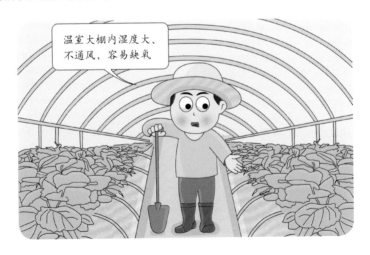

(3) 缺乏氧气对人体的影响。大棚属于密闭的劳动空间，为了促进作物生长，通常会人为提高棚内的二氧化碳浓度，人们在大棚内不能吸入充足的氧气，极易因缺氧引发心脑血管疾病。而且大棚内空气流动性差，相对棚外较为污浊，长期吸入会危害呼吸道，出现呼吸不畅、咳喘等症状。

(4) 温差大对人体的影响。大棚内的温度和外界的温度相差较大，特别是冬季，棚内温度很高，棚外温度较低，进出大棚会遭遇较大的温差，身体一时半会儿适应不了，人体的热量消耗就会有变化，人体的热量散失变化会导致人出现着凉、感冒等问题，而且棚内劳动通常是反反复复的，经常经受较大温差也会导致患病率上升。

为什么进入存放瓜果蔬菜的地窖可能会中毒甚至死亡？怎么预防？

　　在我国的一些地区，为了防止农作物（红薯、萝卜、白菜等）腐烂变质及为了冬季防冻，通常会挖地窖来贮存，但由于使用不当，经常会出现"地窖伤人"事件，导致人员中毒甚至死亡。这是因为地窖通常是全封闭的，在密闭的情况下，贮存的蔬菜、瓜果不断吸收氧气、呼出二氧化碳，时间长了之后，地窖内的氧气非常少，二氧化碳的量大大增加，同时还可产生硫化氢等有毒气体，人如果贸然进入，很容易因缺氧或二氧化碳、硫化氢中毒等而昏迷，严重的甚至会窒息而亡。

　　为了避免悲剧发生，需要做好以下预防措施：

　　（1）在进入地窖拿东西前，先揭开窖口通风一段时间，让外面的空气充分进入地窖，然后再进去。

　　（2）如果地窖里存放农产品的时间较长，可能已有有毒气体产生，那就不仅要让外面的空气充分进入地窖，还要等地窖里的有毒气体散发出来后，才能进入地窖。

　　（3）进入地窖前，可将点燃的蜡烛或油灯垂吊至窖深处，若点燃的蜡烛或油灯熄灭，表明地窖缺氧，存在窒息或中毒的可能，不得进入地窖。

　　（4）如有条件，可以购买一台鼓风机，鼓风机的大小可以根据实际需要而定。在进入地窖前，先去除盖在地窖出口的东西，用鼓风机对地窖里鼓风，这样可以快速地使地窖里的有毒气体散发出来。

　　（5）为了确保进入地窖人员的安全，不应在只有一个人的时候进入地窖。最好是让一人腰部系好安全带后先进入地窖，窖外留几个人，一旦发生紧急情况，窖外的人可以将进入地窖的人拉上来。

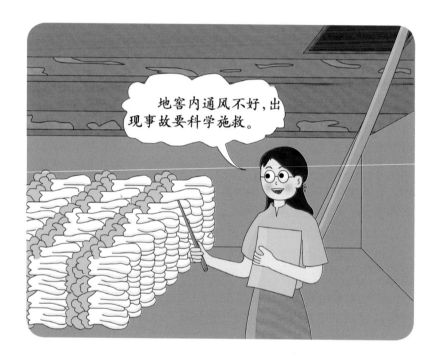

97 什么是人畜共患病？得了人畜共患病之后怎么办？

人畜共患病指在人和动物之间自然传播的疾病。引起人畜共患病的病原体包括病毒、细菌、真菌和寄生虫等。

目前已经知道的人畜共患病有250多种，我国有90多种。这些人畜共患病中有的以动物为主，偶尔传染给人，比如狂犬病；有的以人为主，偶尔传染给动物，比如结核病；有的是人和动物相互传染。常见的人畜共患病如鼠疫、疯牛病、口蹄疫、布鲁氏菌病、狂犬病等，都曾对人类健康造成极大危害。特别需要注意的是，近年许多新出现的传染性疾病呈现人畜共患的特点，如SARS、高致病性禽流感、人感染猪链球菌病、甲型H1N1流感等。

由于人畜共患病种类较多，病源不同，引起的症状和身体脏器损害也不相同，一旦得了人畜共患病，要明确诊断，采取有针对性的治疗措施。总的原则是早发现、早诊断、早治疗，对传染性强的人畜共患病患者还需要尽快采取隔离措施，并处理相关禽畜及环境。

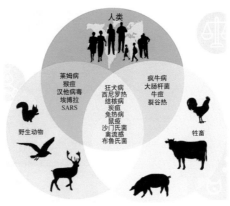

98 如何预防人畜共患病？

预防人畜共患病要做到经常洗手、清洁环境、避免被动物咬伤和抓伤、防止昆虫叮咬、食用水果之前要彻底清洗、彻底烹熟食物、不喝生水。具体来说，应从以下几方面入手：

（1）及时为易感人群和易感动物接种疫苗。如对狂犬病高危人群定时使用狂犬疫苗，同时给爱犬注射疫苗等。对于被狂犬咬伤者，除按要求处理好伤口外，应尽快到防疫部门进行被动免疫治疗。

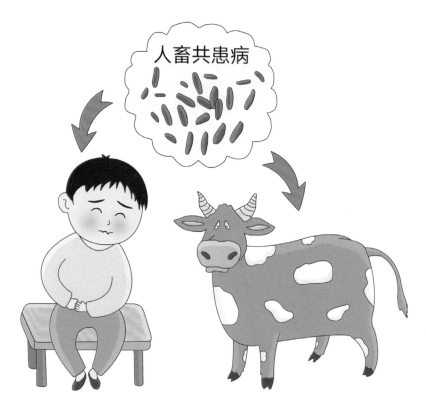

人畜共患病

（2）开展消毒、杀虫、灭鼠工作。对可能存在人畜共患病病原体的环境消毒，杀灭病原体；杀灭传播疾病的蚊虫、蟑螂等有害媒介昆虫；灭鼠对防止传染病流行的意义非常重大，可利用各种工具（如鼠笼、鼠夹等）捕杀，灭鼠药物可能污染环境，对人、畜、家禽有一定危害，尽量少用。

（3）与宠物保持一定距离。平时和动物接触要有分寸，不少动物体内潜藏多种有害的细菌和病毒，可以通过和人体的密切接触，如亲吻、抚摸、共寝等传播给人类，许多动物携带病毒但并不发病，可是病毒传给人类就有可能使人类发病。

（4）对患病动物和可疑患病动物应加强管理。要进行房舍隔离，严密消毒（用具、饲料、粪便等），严防人与动物、动物之间相互接触。

（5）不要滥食野味和病死动物。不少从深山老林里捕捉到的野生动物，身体中很有可能潜藏不知名的病毒，一旦误食含有病毒的野味，很有可能导致新的传染病流行。病死动物更是人畜共患病的重大隐患，严禁食用。

99 如何预防农机伤人事故？

近年来，大量农业机械进入寻常百姓家，农业机械已经成为广大农民生产和生活的重要工具，为促进农村经济发展和满足农民生活需要发挥了重要作用。但是，随着农业机械的增加，农机伤人事故时有发生。农机伤人事故往往导致肢体严重损伤，常常合并严重的骨折、肌腱、血管、神经等重要组织损伤，以及软组织的严重损伤，严重者可合并大量失血甚至休克。

大部分农机伤人事故原因是操作者对安全操作规程不熟悉或者根本不在意。因此，预防农机伤人事故首要的是重视安全操作规程教育并严格遵守。

（1）忌疲劳作业。受农业季节的影响，有时农民为了赶时间，往往连续工作十多个小时，极易疲劳，增加农机伤人事故发生的可能性。

（2）忌图快、图便。操作农机时经常出现一些故障，一些人图方便，在农机尚在运转时就急于用手用脚疏导，导致伤害事件发生。

（3）忌违章、无证作业。一些农民未经操作训练就上车，加上农机在农忙时保养少，在使用时轻维修，"带病"作业，事故往往在不经意间发生。

（4）忌夜晚摸黑作业。夜间人的视线范围小，不能及时发现一些异常状况，也容易导致事故发生。

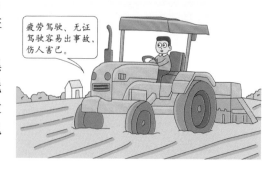

疲劳驾驶、无证驾驶容易出事故，伤人害己。

污染天气能下地干活吗?

　　污染天气指在无风、逆温和高湿等不利气象条件下,污染物在空气中堆积导致的空气污染现象。我们熟悉的雾霾天气就是以PM2.5为首要污染物的重污染天气。PM2.5为直径小于或等于2.5微米的颗粒物的总称,在大气中可以停留较长时间,不容易去除,且能吸附多种有害物质,容易被吸入呼吸道深部,某些组分还可进入血液,危害人体健康。

　　空气污染对人的危害是多方面的,主要表现为呼吸道疾病、心血管疾病及其他生理机能障碍,可使人发生急性中毒或慢性中毒,甚至危及生命。

　　(1)对呼吸系统的影响。污染物沉积在上、下呼吸道和肺泡中,可引起急性鼻炎和急性支气管炎等病症。对于支气管哮喘、慢性支气管炎、阻塞性肺气肿和慢性阻塞性肺疾病等慢性呼吸系统疾病患者,雾霾天气可使病情急性发作或急性加重。长期处于空气污染严重的环境还会诱发肺癌。

　　(2)对心血管系统的影响。空气污染对人体心脑血管系统的影响也很严重,会阻碍正常的血液循环,导致心血管病、高血压、冠心病、脑出血,可能诱发心绞痛、心肌梗死、心力衰竭等,慢性支气管炎可导致肺源性心脏病等。

　　(3)增加传染病发生风险。污染天气可导致近地层紫外线减弱,使空气中的传染性病菌的活性增强,传染病增多。

　　(4)影响心理健康。持续污染天气除对身体产生影响外,还可能对人的心理产生影响。从心理上说,大雾天会给人沉闷、压抑的感受,会使人进入心理抑郁状态或加剧心理抑郁程度。此外,由于雾天光线较弱且气压低,有些人会精神懒散、情绪低落。

　　(5)影响生殖能力。有的研究表明,长期处于重度污染空气环境的人群，体外受精的成功率可能会降低。研究人员还发现有毒空气和男性生育能力下降有一定关系。

　　污染天气会给人体带来一系列健康损害，因此不建议在污染天气特别是重度污染天气外出劳动。如果必须下地，应做好防护工作，如外出时合理佩戴口罩，返回室内后及时洗脸、漱口、清理鼻腔，去掉身上附带的污染残留物等。

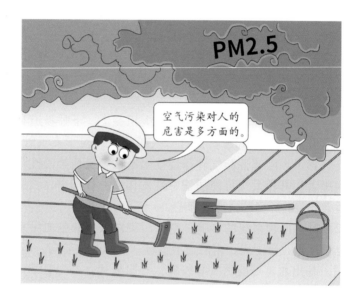